Conoce tus hormonas

Cuida tus emociones

Papel certificado por el Forest Stewardship Council®

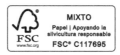

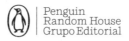

Primera edición: abril de 2025

© 2025, Pilar Polvillo (@thenutritionjournal)
© 2025, Penguin Random House Grupo Editorial, S. A. U.
Travessera de Gràcia, 47-49. 08021 Barcelona
Diseño de los interiores: Penguin Random House Grupo Editorial / Lourdes Bigorra
© iStock, por los recursos gráficos de los interiores

Penguin Random House Grupo Editorial apoya la protección de la propiedad intelectual. La propiedad intelectual estimula la creatividad, defiende la diversidad en el ámbito de las ideas y el conocimiento, promueve la libre expresión y favorece una cultura viva. Gracias por comprar una edición autorizada de este libro y por respetar las leyes de propiedad intelectual al no reproducir ni distribuir ninguna parte de esta obra por ningún medio sin permiso. Al hacerlo está respaldando a los autores y permitiendo que PRHGE continúe publicando libros para todos los lectores. De conformidad con lo dispuesto en el artículo 67.3 del Real Decreto Ley 24/2021, de 2 de noviembre, PRHGE se reserva expresamente los derechos de reproducción y de uso de esta obra y de todos sus elementos mediante medios de lectura mecánica y otros medios adecuados a tal fin. Diríjase a CEDRO (Centro Español de Derechos Reprográficos, http://www.cedro.org) si necesita reproducir algún fragmento de esta obra.
En caso de necesidad, contacte con: seguridadproductos@penguinrandomhouse.com

Printed in Spain – Impreso en España

ISBN: 978-84-10190-94-8
Depósito legal: B-2.564-2025

Compuesto en Punktokomo, S. L.
Impreso en Huertas Industrias Gráficas, S. A.
Fuenlabrada (Madrid)

AL 90948

Pilar Polvillo
@thenutritionjournal

Conoce tus hormonas Cuida tus emociones

El equilibrio hormonal es la clave para sentirte mejor

ALFAGUARA

*A todas las personas «rayitos de luz» que me acompañan
cada día, gracias por estar a mi lado en este camino.*

*A mis padres, a mi hermana y a mi compañero de
viaje. Gracias por apoyarme e impulsarme, en los
buenos momentos y en los no tan buenos.*

*A mis pacientes, gracias a cada persona que ha pasado
por mi consulta y ha confiado en mí desde los inicios
hasta ahora. Gracias a todos vosotros he
podido crecer profesional y personalmente.*

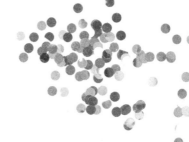
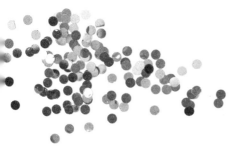

ÍNDICE DE CONTENIDO

Capítulo 1: ¿En qué momento vital me encuentro?....11

Capítulo 2: El universo hormonal femenino está conectado con la vivencia emocional 17
El quién es quién hormonal: el sistema neuroendocrino 17
De qué depende la vivencia emocional 30
Qué información nos aporta cada una de las emociones que experimentamos 37

Capítulo 3: La etapa fértil es mucho más................45
¿Por qué se llama «etapa fértil»? 45
El ciclo menstrual: ¿qué ocurre en el ámbito hormonal? 49
Signos para profundizar en el conocimiento sobre nosotras mismas y los cambios hormonales 67

Capítulo 4: ¿Qué hormonas nos influyen? 87

Estrógeno y progesterona: ¿en qué otros
aspectos participan? 87

Otras hormonas que nos influyen 108

Etapas no normativas dentro de este periodo
(embarazo, lactancia y posparto)...................... 147

¿Y qué ocurre cuándo estamos tomando o
usando anticonceptivos hormonales (ACOS)? ... 160

Capítulo 5: Nos acercamos al fin de la
«etapa fértil». ¿Qué implica hormonal y
emocionalmente? 167

Capítulo 6: Fin del viaje................................ 175

Glosario 179

CAPÍTULO 1:
¿EN QUÉ MOMENTO VITAL ME ENCUENTRO?

En primer lugar, quiero darte la bienvenida. Me alegra muchísimo que tengas este libro entre las manos. En este primer capítulo, quiero comenzar a hablar sobre todo lo que comprende esta grandísima etapa de tu vida conocida como «etapa fértil», aunque es mucho más que eso, ya que es un periodo que va desde nuestra primera regla hasta la última y comienza la menopausia. En cuanto a años, te invito a hacer un viaje para profundizar en el conocimiento sobre ti misma, lo que acontece en tu organismo y cómo influye en tu a día a día.

Por ello, este libro está dirigido a cualquier mujer, ya que profundiza en el conocimiento sobre esa amplia etapa, te encuentres en ella o no.

Además, dentro de este gran periodo, que como ves dura varias décadas, cada mujer se va a encontrar en un punto diferente. Pero todas tenemos algo en común (o al menos deberías tenerlo por todo lo que ello implica): queremos conocer qué ocurre en el cuerpo en el ámbito hormonal durante los diferentes momentos que podemos encontrar en esta etapa. Veremos cómo influye la presencia hormonal en la vivencia emocional, aprenderemos a diferenciar lo que es normal de lo que no lo es y profundizaremos en el conocimiento sobre nosotras mismas y el cuerpo.

La medicina tradicional ha acostumbrado a separarnos por partes. Cada especialización se encarga del estudio de un ámbito concreto, pero no llega a integrar toda esa información entre especializaciones. Sin embargo, en el organismo todo está interconectado. Lo que vivimos diariamente nos afecta hormonalmente. **Las hormonas influyen en qué sentimos y en cómo lo sentimos, afectan en mayor o menor medida al comportamiento.** Todo ello, además, puede influir en el ciclo menstrual, en el ámbito digestivo, neurológico, nervioso, etc. Por lo que cobra mucha importancia poner en valor que somos un todo que se ve influido tanto por factores externos a nosotras (el trabajo, los problemas familiares y personales, situaciones contextuales…) como por factores internos (la presencia hormonal, neurotransmisores, el funcionamiento de los diferentes sistemas…).

El interés por el estudio de la salud femenina es muy reciente. Antes, la atención científica se redujo a dos etapas: el embarazo (etapa por la que no todas vamos a pasar) y la menopausia (etapa que en otros momentos ha sido considerada una enfermedad y que, por supuesto, no lo es). Como podemos ver a través de este aspecto, a lo largo de la historia, a lo que mayor importancia se le ha dado en medicina ha sido a la característica «fértil» de la mujer, mientras que todo lo relacionado con el propio conocimiento femenino no ha recibido la atención que merecía. Centrarnos en el conocimiento sobre el organismo nos ayuda a poder profundizar en nosotras mismas, en el organismo y en su funcionamiento, en cómo se comunica con nosotras (sí, está en todo momento comunicándose con nosotras con un lenguaje propio: el de los síntomas y signos). Todo ello nos ayuda a comprender mejor lo que ocurre en el cuerpo y a diferenciar qué es normal de lo que no lo es, y qué no debe ser tratado como tal.

Hay muchos síntomas que se han «normalizado»; se nos ha dicho a lo largo de muchos años que es lo habitual y que debemos vivir con ellos. Por ejemplo, es el caso de las mujeres que viven y soportan, ciclo tras ciclo, un dolor menstrual incapacitante. Gran parte de ellas llevan a sus espaldas muchas visitas a diferentes profesionales y, por desgracia, han tenido que oír las siguientes palabras: **«Es lo que te ha tocado, es normal tener dolor».** Muchas de ellas es posible que se hayan resignado a ello, y después de años de visitas, por fin llega un diagnóstico que explica qué está pasando y, por supuesto, que ese dolor no es lo normal, sino que era un aviso de su organismo, un síntoma de que algo no iba como debía para que pudiera atenderlo.

Así que, a lo largo de los siguientes capítulos, espero poder aportarte información que te ayude a conocerte mucho más, a conocer cómo funciona el organismo y a disfrutar de esta etapa vital y de todos los momentos que engloba. Pero, antes de comenzar este viaje, me gustaría dejarte varias preguntas para que puedas contestar y reflexionar sobre ellas:

- ¿Qué edad tienes?
- ¿Utilizas anticonceptivos hormonales (ACOS)? (Por ejemplo: píldora anticonceptiva combinada, anillo vaginal, minipíldora, dispositivo intrauterino hormonal o DIU...).
- ¿Conoces tu ciclo menstrual? ¿Te suena el moco cervical, la temperatura basal y la posición del cérvix?
- ¿Cómo definirías tu vivencia durante cada ciclo menstrual? ¿Ves cambios en cuanto

a sintomatología que te afecten física o psicológicamente?

- ¿Observas pequeñas variaciones en tu vivencia emocional según el momento del ciclo menstrual?
- ¿Has advertido cambios en tus ciclos en los últimos seis meses?

Tranquila, estas preguntas van a ayudarte a establecer en qué punto te encuentras y a conocer en qué aspectos te puede ser más interesante profundizar. Te recomiendo que ahondes en los capítulos que toquen estos aspectos y los leas con detenimiento, al detalle, para no perderte nada.

Si te interesa comenzar a conocer las hormonas y cómo influyen en la vivencia emocional, presta atención al capítulo 2.

Si quieres adentrarte en el conocimiento sobre nuestros ciclos menstruales, detente en el capítulo 3.

Si te interesa profundizar en otras hormonas y en cómo influyen en todo lo demás, dirígete al capítulo 4.

Además, en el capítulo 4 también encontrarás más información sobre lo que ocurre en el ámbito hormonal en otras etapas no normativas (como el embarazo, la lactancia y el posparto).

Si te interesa el final de la etapa «fértil» y el comienzo de la menopausia, presta atención al capítulo 5.

Pero, antes de continuar, quiero hacer un pequeño inciso: utilizo la palabra «mujer» para referirme a toda persona menstruante, es decir, toda persona que tiene ovarios. Ya que hay personas que no se identifican con el género de mujer y tienen los ciclos menstruales presentes (como puede ocurrir en las personas transgénero, que no se identifican con su género asignado al nacer; o en las personas no binarias, que no se identifican ni con el género masculino ni con el femenino). No quería comenzar sin hacer referencia a ello, ya que debemos considerar las distintas realidades de género existentes, pues la vivencia de los ciclos menstruales en estas personas puede incrementar la sintomatología ansiosa y depresiva, entre otras.

No te preocupes si hay términos o palabras que no te suenen, pues al final del libro encontrarás un glosario que te ayudará a entender las expresiones más técnicas.

Ahora sí, ¡comenzamos el viaje!

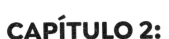

CAPÍTULO 2:
EL UNIVERSO HORMONAL FEMENINO ESTÁ CONECTADO CON LA VIVENCIA EMOCIONAL

El quién es quién hormonal: el sistema neuroendocrino

Si te preguntas qué son las hormonas, te diré que son el producto de la secreción de ciertas glándulas, que se vierten en el sistema circulatorio, donde se transportan hasta sus tejidos u órganos diana, y que se encargan de excitar, inhibir o regular la actividad.

> Las hormonas son las mensajeras del sistema neuroendocrino. Deben llegar a los órganos diana para poder ejercer su acción. Cuando alcanzan su objetivo, se encuentran a diferentes receptores

> **preparados para que se puedan acoplar a ellos y ejercer su función (como la llave que llega a la cerradura y logra abrir la puerta).**

El sistema que engloba todas esas glándulas y órganos que sintetizan hormonas es el sistema neuroendocrino. Las hormonas cumplen diferentes y muy diversas funciones y participan en los siguientes procesos:

- La función del sistema inmunitario.
- Las señales de hambre y saciedad.
- La digestión.
- El metabolismo.
- El mantenimiento de la homeostasis (el estado de equilibrio entre todos los sistemas del organismo para asegurar la supervivencia y el correcto funcionamiento de este).
- El control de los ritmos biológicos (como el ritmo circadiano, que se encarga de regular el sueño).
- La experimentación y la vivencia emocional.
- La regulación de la respuesta sexual y la reproducción.
- El crecimiento y el desarrollo a lo largo del ciclo vital.
- La respuesta frente a eventos o factores estresantes para poder hacerles frente.

Este sistema incluye distintas estructuras que sintetizan diferentes hormonas. Vamos a verlas:

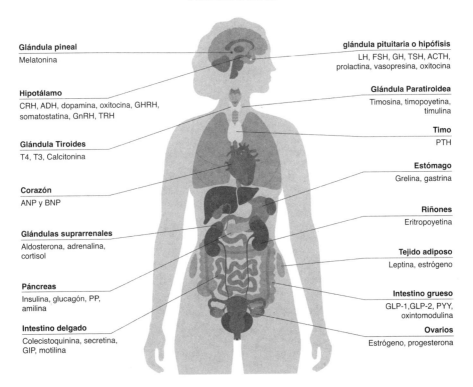

Hipotálamo

Esta estructura se localiza en el cerebro y se encarga de regular al resto, como un director de orquesta. Lo hace sintetizando y enviando diferentes hormonas. Vamos a ver el nombre de cada una de ellas y a qué de dedican. El hipotálamo sintetiza:

- Hormona inhibidora de prolactina (PIH) o también conocida como dopamina: se encarga de mantener reducida la síntesis de prolactina (a continuación, vamos a hablar sobre ella).
- Hormona liberadora de tirotropina (TRH): se ocupa de regular la función tiroidea.
- Somatostatina: participa en la regulación del metabolismo, en el mantenimiento de la homeostasis y, para ello, puede inhibir la liberación de otras hormonas.
- Hormona liberadora de corticotropina (CRH): se encarga de regular la función de las glándulas suprarrenales, que tienen la función de responder ante situaciones estresantes.
- Hormona liberadora de gonadotropina (GnRH): asume la regulación del ciclo menstrual.
- Hormona liberadora de la hormona de crecimiento (GHRH): se encarga de regular el crecimiento y el desarrollo.
- Oxitocina: también se conoce como la «hormona del amor», ya que participa en la excitación sexual. Además, facilita las contracciones uterinas y es necesaria para que pueda darse el parto y la lactancia.
- Vasopresina: se ocupa de mantener la concentración de partículas presentes en el plasma.

Glándula pineal

Se localiza en el cerebro y se ocupa de sintetizar la melatonina, la encargada de ordenar el sueño a través de la regulación del ritmo circadiano. Por tanto, nos ayuda a conciliar el sueño.

Hipófisis

Se localiza en el cerebro, cerca del hipotálamo, y es el segundo eslabón en la comunicación entre el hipotálamo y otras estructuras. Por tanto, está regulada por las hormonas del hipotálamo. Esta estructura se encarga de sintetizar:

- Adrenocorticotropina (ACTH): estimula la producción de glucocorticoides y andrógenos para hacer frente al estrés.
- Hormona del crecimiento (GH): estimula los correctos crecimiento y desarrollo.
- Hormona estimulante de la tiroides o tirotropina (TSH): estimula y regula la función tiroidea.
- Prolactina (PRL): fomenta el desarrollo mamario y la producción de leche materna durante el embarazo y la lactancia.
- Las gonadotropinas, la hormona folículo estimulante (FSH) y la hormona luteinizante (LH): se encargan de estimular el correcto desarrollo foli-

cular para que se pueda dar la ovulación y de regular el ciclo menstrual.

Glándula tiroidea

Se localiza en el cuello y tiene una forma que recuerda a una mariposa. Se encarga de regular la **función tiroidea**, la cual cumple diversas tareas, de las que hablaremos más detalladamente en el capítulo 3. Se ocupa de sintetizar:

- Tiroxina (T4): es una hormona inactiva o prohormona que el cuerpo utiliza para poder sintetizar T3 a partir de ella.
- Triyodotironina (T3): es la hormona activa y la que ejerce las principales funciones.
- Triyodotironina inversa (T3 reversa): es una hormona inactiva, o metabolito antitiroideo, que participa en la regulación de la función tiroidea. Su papel es muy interesante, así que más adelante os hablaré de ella con más detalle.

Glándulas paratiroideas

Son cuatro pequeñas glándulas que se localizan en la cara posterior de la glándula tiroidea. Se encargan de sintetizar la hormona paratiroidea (PTH), la cual participa en la regulación del calcio y el fósforo para que haya un equilibrio entre ambos.

Timo

Es una glándula perteneciente al sistema inmunitario. Se encarga de sintetizar timosina, la cual estimula el crecimiento de células inmunológicas.

Glándulas suprarrenales

Son dos glándulas localizadas encima de los riñones. Se ocupan de sintetizar distintas hormonas con diferentes funciones:

- Mineralocorticoides (como la aldosterona): se encargan de regular el metabolismo hidroelectrolítico, es decir, la presencia de diferentes electrolitos, como el sodio, el potasio, el magnesio, el calcio, el cloruro, etc.
- Glucocorticoides (como el cortisol, la corticosterona y la cortisona): se encargan de facilitar la respuesta ante eventos o situaciones estresantes, aumentando el nivel de glucosa en sangre. También os hablaré sobre ello más detenidamente en el capítulo 3.
- Andrógenos (como la DHEA): participan en la regulación del metabolismo de las hormonas esteroideas u otras hormonas sexuales (como el estrógeno), además de cumplir diferentes funciones con relación al ciclo menstrual.
- Catecolaminas (como la noradrenalina y la adrenalina): se encargan de actuar como neurotrans-

misores en el sistema nervioso central (SNC). Son clave para mantener el equilibrio y poder responder ante el estrés.

Páncreas

Se localiza en el abdomen y pertenece tanto al sistema digestivo como al endocrino. Se encarga de la síntesis de:

- Insulina: se encarga de la captación de la glucosa en sangre y promueve la conversión de esta en glucógeno para que se pueda almacenar.
- Glucagón: permite que el hígado pueda liberar la glucosa almacenada.
- Ambas, de forma complementaria, se encargan de mantener un correcto nivel de glucosa en sangre, con dichas acciones contrapuestas.

Estómago e intestinos

Se localizan en el abdomen y pertenecen al sistema digestivo. Se encargan de la síntesis de:

- Grelina: participa en la regulación del apetito e induce la sensación de hambre.
- Gastrina: facilita la producción de ácido clorhídrico, que principalmente se encarga de favorecer el proceso de digestión de los alimentos.

- Secretina: Estimula la producción de jugo pancreático, lo que favorece el proceso de digestión de los alimentos.
- Colecistoquinina: se encarga de estimular el páncreas y vaciar la vesícula biliar para que las grasas y las proteínas se digieran con mayor facilidad.

Ovarios

Se encargan de la síntesis de estrógenos, progesterona, andrógenos, relaxina, inhibina y activina. Todas estas hormonas participan en la regulación del ciclo menstrual y en todo lo que ocurre durante este. Vamos a hablar de ellas en detalle y de cómo fluctúan a lo largo del ciclo menstrual en el capítulo 3.

En caso de embarazo (una etapa no normativa que no todas vamos a vivir), la **placenta** se encarga de la síntesis de:

- Gonadotropina coriónica humana (hCG): su principal función es mantener la integridad del cuerpo lúteo durante las primeras semanas de embarazo para que pueda seguir con la síntesis de progesterona, hasta que la placenta pueda asumir dicha función. Además, realiza otras funciones, de las que te ampliaré un poco de información cuando lleguemos a dichas etapas.

- Lactógeno placentario humano (hPL): se encarga de proporcionar los nutrientes necesarios para el correcto desarrollo fetal.
- Hormona del crecimiento placentario: participa en el correcto paso de nutrientes a través de la placenta.
- Relaxina: Favorece la dilatación del cuello uterino y la flexibilización de las articulaciones pélvicas.

Tejido adiposo

Sintetiza:

- Leptina: informa al hipotálamo sobre los depósitos grasos y participa en la regulación de la sensación de saciedad.
- Estronas: es un tipo de metabolito estrogénico. Es la variedad de estrógeno más presente durante la menopausia.

Por lo tanto, tenemos diversas hormonas y cada una de ellas tiene diferentes funciones y roles. En el capítulo 3 vamos a profundizar en las funciones que cumplen cada una de ellas.

El hipotálamo y la hipófisis son estructuras esenciales dentro de este sistema neuroendocrino. Son eslabones de una misma cadena. Así podríamos hablar de diferentes ejes o cadenas (en los que cada estructura es un eslabón, lo que significa que, si la acción de uno falla, todo lo demás se va a ver afectado):

- Eje hipotálamo-hipófisis-tiroides (también conocido como eje tiroideo): regula la función tiroidea.
- Eje hipotálamo-hipófisis-ovarios (también conocido como eje gonadal): es el encargado de regular el ciclo menstrual.
- Eje hipotálamo-hipófisis-glándulas suprarrenales (también conocido como eje adrenal): su función es regular la respuesta al estrés.

> **Imagina al hipotálamo como un centro de control, un faro o un director de orquesta. Este recibe toda la información externa e interna y, según esta, secreta las hormonas necesarias para regular la actividad de los diferentes sistemas. Su objetivo es mantener la correcta función del organismo adaptándose al contexto.**

El hipotálamo no va a ejercer la misma respuesta en una situación neutral que cuando nos sentimos amenazados o estamos lidiando con un factor estresante (como una amenaza real, un proceso infeccioso, un traumatismo, el estrés sostenido de forma crónica, alguna patología, etc.).

Sin embargo, en la configuración de los diferentes ejes, conecta con una estructura muy cercana: la hipófisis o glándula pituitaria. La conexión entre ambas estructuras se establece a través de un sistema portal.

ANATOMÍA DE LA GLÁNDULA PITUITARIA

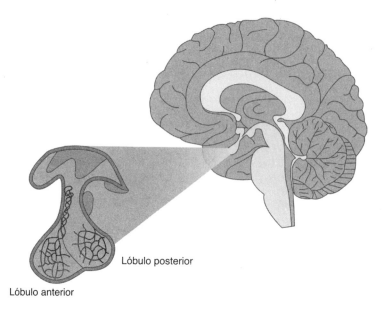

Lóbulo posterior

Lóbulo anterior

> El sistema portal es un microsistema circulatorio exclusivo entre el hipotálamo y la hipófisis. Hace referencia a la circulación que se encuentra entre dos lechos capilares. Tienen la apariencia que podéis ver en la imagen. También encontramos otro ejemplo de este sistema de circulación portal en el ámbito hepático.

Por ello, no podemos pedir la valoración de las hormonas sintetizadas en el hipotálamo en una analítica de sangre. Te puedes imaginar que son muchos los riesgos de acceder a dicho nivel.

La hipófisis, una vez que recibe el estímulo de las diferentes hormonas secretadas por el hipotálamo, comienza a sintetizar y liberar diferentes hormonas hipofisarias (recuerda que encontramos muchas y cada una con diferentes funciones, dirigidas a distintas estructuras). Esas hormonas hipofisarias sí se liberan al sistema circulatorio, a través del cual van a viajar a varios destinos, es decir, los órganos diana o tejidos con receptores para que puedan ejercer su función.

> **Recuerda: los receptores son las cerraduras y las hormonas, las llaves. Para poder ejercer su función, deben acoplarse.**

Es importante que resaltemos que este centro de control (el hipotálamo) se adapta a las circunstancias. Por tanto, lo más relevante a la hora de preguntarnos si todo va bien es que comencemos teniendo en cuenta el contexto. Eso implica hacernos preguntas:

- ¿Qué está ocurriendo en mi vida ahora mismo?
- ¿Tengo mucha carga de trabajo?

- ¿Estoy pasando por una etapa de estrés?
- ¿Estoy comiendo suficiente?
- ¿Estoy durmiendo bien?
- ¿Estoy inmersa en algún proceso infeccioso?
- ¿Cómo me siento?
- ¿Lo que siento corresponde a lo presente en mi día a día actualmente?
- ¿Hay alguna alteración o patología en mi caso?

Tener una imagen clara del contexto nos va a ayudar a diferenciar entre dos situaciones: cuando el organismo se está adaptando a los factores presentes en el contexto o cuando el organismo nos está avisando de que algo no está funcionando como debe. En este último caso, te está lanzando una señal para que puedas atenderlo y comenzar a profundizar en ello con los profesionales necesarios.

> **Recuerda: el lenguaje del organismo está compuesto tanto por los signos como por los síntomas.**

De qué depende la vivencia emocional

La palabra «emoción» proviene del término «emovere», que se refiere al impulso que induce a la acción. **Las**

emociones son sucesos de corta duración que nos ayudan a adaptarnos a las diferentes situaciones que se presentan a lo largo de la vida.

Engloban distintos componentes que se sincronizan durante la vivencia:

- **El componente sentimental:** Tiene que ver con la experiencia subjetiva que genera cada emoción.
- **El componente de estimulación corporal:** Se refiere a la activación neural, nerviosa y endocrina del organismo para experimentar cada emoción y se encarga de preparar la respuesta conductual típica de cada emoción. La presencia de glucocorticoides está más relacionada con emociones que generan una vivencia displacentera (como la tristeza, el asco, la ira o el miedo), mientras que la síntesis de serotonina, GABA, dopamina y oxitocina está relacionada con emociones placenteras, como la alegría.
- **El componente intencional:** Tiene que ver con el porqué, con el motivo u objetivo ante dicha situación de la vivencia de cada emoción.
- **El componente socioexpresivo:** Se relaciona con la respuesta verbal y no verbal. Estas permiten comunicar a las personas que nos rodean la emoción que se está sintiendo.

> **El ácido gamma-aminobutírico (GABA) es un neurotransmisor con función inhibitoria, lo cual implica propiedades relajantes y tranquilizantes.**

Todos estos aspectos tienen lugar de forma sincronizada para facilitar que sintamos la emoción oportuna según las necesidades de cada situación.

Además, podemos diferenciar entre emociones básicas o primarias y emociones secundarias y terciarias. A continuación, tenemos la rueda de las emociones de Plutchin para que puedas verlo todo más claramente. Para ampliar información, recomiendo leer *Universo de emociones* de Eduard Punset.

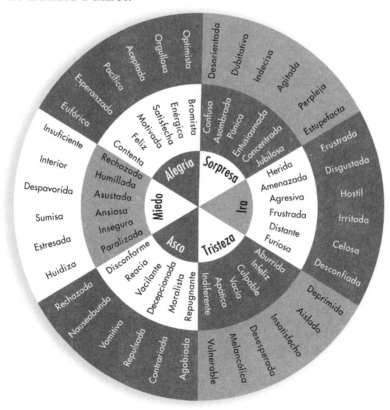

Las emociones básicas presentan características que las hace únicas, y su objetivo principal es permitir la supervivencia.

- Son innatas a toda la especie.
- Surgen ante las mismas circunstancias para toda persona (por ejemplo, si nos encontramos un león en mitad de la calle, todas vamos a sentir miedo).
- Cada una de ellas se expresa de forma única y distintiva: cada una genera un respuesta fisiológica e intencional diferente, una expresión tanto verbal como no verbal distinta…

Las emociones primarias son: miedo, ira, asco, tristeza y alegría. Si has visto la película *Del revés*, seguro que te suenan.

Sin embargo, no es lo mismo emoción que estado de ánimo. El estado de ánimo proviene de las siguientes palabras latinas: «status» (del verbo «stare») y «animus». «Status» se refiere a algo que se encuentra detenido o a una disposición, mientras que «animus» remite a energía, a cierta valencia o impulso. Esta valencia puede tener connotaciones diferentes, ya que puede ser más positiva (como cuando tenemos un estado de ánimo relajado) o menos positiva (como cuando tenemos un estado de ánimo entristecido). Solo con esta información etimológica, podemos ver y entender que el estado de ánimo se refiere a algo más estable y fijo.

Hay tres aspectos que nos permiten ver las diferencias claras entre las emociones y el estado de ánimo:

- **Los antecedentes:** Las causas o situaciones que los provocan son distintas. Las emociones surgen ante sucesos vitales significativos, mientras que los estados de ánimo nacen de procesos indefinidos. Es decir, las emociones responden a un motivo o una situación concreta, mientras que en el estado de ánimo influyen muchos más factores y no necesita de un suceso específico para que lo desencadene.
- **Las acciones:** Las emociones influyen principalmente en el comportamiento, en cómo actuamos y respondemos, mientras que los estados de ánimo afectan en el ámbito cognitivo, en los pensamientos.
- **El curso temporal:** Las emociones tienen una vivencia temporal breve, mientras que los estados de ánimo tienen mayor duración, son más estables en el tiempo.

Principalmente, podemos diferenciar entre dos valencias de estado de ánimo: el estado de afecto positivo y el estado de afecto negativo. Cada una influye en cómo procesamos la información.

> **El tipo de afecto actúa a modo de filtro o prisma y modifica de forma sutil todo lo que procesamos.**

Imagina que estamos mirando a través de un prisma que lo tiñe todo de color naranja, que sería el afecto positivo. Este filtro hace que todo lo que vemos, todo lo que procesamos, se vea influido por dicho color. Pues esto mismo ocurre con los tipos de afecto.

El afecto positivo implica la sensación de estar bien, de ser consciente de las pequeñas cosas del día a día que nos generan disfrute o placer (caminar relajada disfrutando de la calidez del sol, recibir buenas noticias, gozar de tu momento de lectura diario o de tu canción favorita…), y ello impacta en la conducta, ya que al ver las cosas positivas aumenta:

- la probabilidad de que ofrezcamos ayuda a otras personas,
- la sociabilidad,
- la simpatía, tanto hacia los demás como hacia una misma,
- la determinación para asumir riesgos y pasar a la acción,
- la cooperación, y disminuye la agresividad,

- la creatividad, y nos ayuda en la resolución de problemas,
- la persistencia ante un error o fracaso,
- la eficiencia a la hora de tomar decisiones,
- la motivación intrínseca (me refiero a la motivación interna, que nace de nosotras mismas y es independiente a factores externos),
- la recuperación de los recuerdos de valencia positiva almacenados en la memoria.

Hormonalmente, debemos resaltar que en el afecto positivo se ve muy implicada la dopamina, mientras que, en el afecto negativo, están más presentes la serotonina y la noradrenalina.

> **Tanto la dopamina como la serotonina y la noradrenalina son neurotransmisores. Tienes un glosario al final del libro en el que se explica qué son cada una de ellas.**

Es importante resaltar que ambos tipos de afectos no son contrarios o excluyentes el uno del otro, sino que pueden darse de forma simultánea.

El afecto negativo suele implicar mayor sensación de apatía, aburrimiento o incluso letargo. Depende mucho de si se vive con menor o mayor intensidad. En el primer caso, puede implicar tranquilidad o relajación y, en el segundo, sensación de insatisfacción, nerviosismo o incluso irritabilidad.

> **Recuerda: no son excluyentes y no son ni buenos ni malos. Son diferentes.**

Qué información nos aporta cada una de las emociones que experimentamos

Ahora que ya conoces las emociones, vamos a profundizar en cada una de ellas. Todas cumplen funciones características y surgen ante situaciones muy concretas. Sin embargo, las amenazas que nuestras antepasadas se encontraban son muy diferentes de las que vivimos nosotras en el día a día.

¿Qué harías si tropezaras con un león en medio de la calle? La respuesta es obvia ¿no?: huir o luchar. ¿Es probable que nos enfrentemos a dicha situación hoy en día? No, es improbable. Pero, aunque no se dé esa situación, la respuesta de lucha o huida se activa en otros momentos que nos provoquen miedo. Me han ofrecido un nuevo puesto con mucha responsabilidad: ¿lucho por ello con todo lo que ello conlleva o huyo? Voy caminando por un bosque, y escucho un ruido; pienso que puede ser un animal cercano o que alguien me pueda estar siguiendo: ¿me mantengo quieta o huyo de la situación? Todos estos escenarios implican **miedo**, ya sea real o no. **Podemos sentir miedo ante una situación que en realidad no existe.** Esta emoción nos ayuda a generar la respuesta idónea para defendernos en cada una de las situaciones que puedan darse, activa el sistema nervioso autónomo (lo que involucra la participación de ciertas hormonas, como los glucocorticoides, que nos ayudan a preparar los músculos, a acelerar la respiración y a ponernos alerta para poder luchar o huir, según sea necesario). Así pues, el miedo desempeña un rol esencial para la supervivencia, además de facilitarnos el aprendizaje de diferentes formas de afrontamiento.

> **Es muy importante que valoremos si, cuando experimentamos miedo, se corresponde con un evento específico que ha tenido lugar o si se está manteniendo en el tiempo y es más general. En este último caso, la emoción es una señal de aviso del cuerpo.**

Si el miedo se está dando de forma adaptativa, el rol de los glucocorticoides está claro: activarnos y que estemos alerta para poder luchar o huir de la situación. Pero, si se está dando de forma sostenida en el tiempo y tenemos una elevada presencia de glucocorticoides también mantenida, puede afectar tanto a la propia vivencia emocional (sensación de angustia constante, ansiedad, taquicardias…) como hormonalmente, e impactar en otros sistemas (función tiroidea, ciclo menstrual, metabolismo de la glucosa…).

¿Qué sentirías si, después de organizar un plan con tus amigas durante meses, algunas lo cancelan en el último momento? Dependiendo de sus motivos, podemos entender perfectamente la situación, pero imagina que deciden no ir porque les ha surgido otro plan que les apetece más. ¿Puedes sentir la reacción de tu cuerpo? Tensión muscular, aumento de la circulación sanguínea, aceleración de la respiración, transpiración, mayor nivel de energía, y la lista sigue. Si experimentas todo esto, estas bajo el efecto de **la ira**.

Esta emoción también cumple funciones muy importantes, como ayudar a marcar límites para que otras personas o situaciones no interfieran en planes, metas o en el bienestar. También contribuye a enfrentar situaciones como discusiones, rechazos, críticas no constructivas u otros momentos que consideramos que no son justos. Sin embargo, hay que tener cuidado con la forma en la que experimentamos y canalizamos la ira para procurar que sea adaptativa.

Además, si se está dando de forma sostenida en el tiempo, significa que tenemos una elevada presencia de glucocorticoides. Mantener un alto nivel de esta hormona puede afectar tanto a la propia vivencia emocional (generar irritabilidad, explosiones de ira…) como hormonalmente, e impactar en otros sistemas (función tiroidea, ciclo menstrual, metabolismo de la glucosa, circulación sanguínea…).

> **Recuerda: la vivencia de toda emoción debe responder a una situación concreta y su tiempo de duración es breve. Si se mantiene en el tiempo, interprétalo como señal de alarma y consulta con un profesional.**

¡Qué bien! Aunque parte de las amigas decide cambiar de plan, te vas con las demás a cenar a un restaurante del que os han hablado mucho. Pedís varios platos y, cuando llegan a la mesa, os lleváis una sorpresa y no agradable: una mosca se ha caído en el plato. ¿Qué expresión facial tenéis? Seguro que te imaginas bien la cara. De dicha reacción se está encargando **el asco**. Nos ayuda a evitar que nos envenenemos o contaminemos; de nuevo, busca protegernos. Y la respuesta que genera es que evitemos el contacto con el objeto o la situación en cuestión: ya habéis llamado al camarero para que se lleve ese plato y os traiga uno en correctas condiciones.

Para presentarte a la siguiente emoción, puedes imaginar cualquier situación que conlleve una pérdida (de un ser querido, de nuestra mascota, de ciertas metas o planes…) o una situación que implique un fracaso (cuando el equipo con el que juegas en un torneo pierde la final, o situaciones que son ajenas a tu control como las guerras, las enfermedades o los accidentes). **La tristeza** te ayuda a darte el espacio y el tiempo necesarios para procesar la situación. Nos genera la necesidad de frenar, reducir el ritmo y aumenta el letargo, lo que va a facilitar el retraimiento y la introspección para que puedas evaluar lo acontecido y aprender sobre ello, con el fin de retomar la actividad. También favorece la atención de la tribu, la cohesión social y que las personas que te rodean sean conscientes de la presencia de dicha tristeza y te ofrezcan compañía y apoyo. Puede que tenga muy mala fama porque la experiencia que provoca es displacentera, pero eso no significa que sea una emoción mala.

> **Recuerda: todas y cada una de las emociones son necesarias, aunque la vivencia sea placentera o displacentera.**

De la tristeza nos vamos a la emoción que nos provoca la vivencia contraria: **la alegría**. Seguro que recuerdas diferentes situaciones en las que la has disfrutado: cuando conseguiste la nota para entrar en los estudios que querías, cuando disfrutas de un día soleado rodeada de tus personas favoritas, cuando pasas tiempo con tu mascota…

La alegría se da ante situaciones que provocan disfrute y placer, y ayuda a aumentar el optimismo. Eso facilita que estés más dispuesta a participar en actividades sociales, y ayuda a relajarnos y a mostrar equilibrio ante situaciones que impliquen frustración o decepción.

¿Recuerdas el filtro del que te hablaba cuando vimos los estados de ánimo? Pues justo está relacionado con ello. Si eres consciente y entrenas la habilidad para observar con detalle las pequeñas cosas del día a día que te generan placer o disfrute, aumentará la vivencia de la alegría. Eso va a facilitar que el afecto más presente sea el positivo que, cuando llegue una situación complicada, puedas surfear la ola con otra perspectiva. Así, te pones las gafas con las que ves todo marcado de color naranja.

La idea no es verlo todo de color rosa, incluso las situaciones más complicadas que puede presentar la vida. Con ello se busca que sea más fácil afrontar las cosas, siendo más consciente de las oportunidades que tienes en cada una de esas posibles situaciones.

> **Entender las emociones ayuda a gestionar mejor las vivencias. Contribuye a adaptarse, pues sabes que vas a tener momentos en los que atravieses emociones desagradables, las reconozcas y aceptes, pero también sabes que vas a gestionar la situación de la forma más adaptativa para ti.**

A lo largo de esta etapa vital, vas a pasar por muchas situaciones diferentes, algunas más placenteras y otras más desagradables. Sin embargo, todas ellas te van a aportar grandes cosas.

Quizá te preguntes: «¿Y todo esto qué tiene que ver con la etapa fértil?».Verás, es clave conocer las emociones, las funciones que cumple cada una de ellas y las situaciones que las provocan. De este modo, podrás identificar cuándo el organismo te está lanzando la señal de alarma y ver a qué puede deberse.

Los datos de alteraciones como la depresión y los trastornos de ansiedad nos indican que son mucho más frecuentes en mujeres que en hombres. Tras esta información hay muchos factores implicados: la carga laboral, la carga doméstica, las relaciones sociales, la carga familiar, la presencia hormonal… Incluso en ciertos sectores las mujeres tenemos menores oportunidades y condiciones más precarias que los hombres. De todos estos factores, la presencia hormonal y, sobre todo, el baile hormonal tan característico dentro de la vida de la mujer pueden influir en las emociones.Y es lo que vamos a ver en el próximo capítulo.

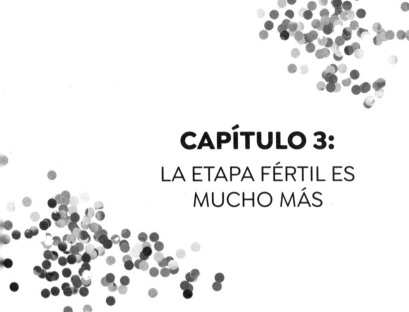

CAPÍTULO 3:
LA ETAPA FÉRTIL ES MUCHO MÁS

¿Por qué se llama «etapa fértil»?

Como te avanzaba en el primer capítulo, a lo largo de la historia, a lo que más relevancia o foco se le ha dado en el estudio de la salud femenina es a la característica fértil. Esto se reducía a que había dos etapas que centraban la atención: el embarazo y la menopausia. Parecía que no había más. Sin embargo, **la etapa fértil es mucho más que la reproducción y no debe reducirse a esa función**.

La conocemos como etapa fértil porque está marcada por la presencia del ciclo menstrual. Pero ¿qué implica en realidad cada ciclo menstrual? Pues implica mucho más que solo el aspecto reproductivo. Es más, la mujer no es fértil durante todo el ciclo. El período fértil se limita a unos pocos días durante cada ciclo, lo que llamaríamos **ventana periovulatoria**. Además, dentro de esta etapa vital, nos encontramos con otras tres etapas no normativas (es decir, que no todas vamos a pasar por ellas): el embarazo, la lactancia y posparto.

> **Las etapas normativas son la infancia, la adolescencia, la adultez o etapa fértil, la perimenopausia, la menopausia y la vejez. Las etapas no normativas son el embarazo, la lactancia y el posparto.**

El ciclo menstrual es un signo vital, al igual que lo es la temperatura corporal, el pulso, la frecuencia respiratoria y la presión arterial. El ciclo menstrual informa de lo que sucede en el organismo. Ya hemos visto que se ve influido por factores, tanto externos como internos, y que por tanto refleja la influencia de estos. Pero también manda señales de aviso cuando algo no va bien y requiere atención. Ya sabes que esto lo hace a través de los signos y síntomas.

> **Los signos se pueden examinar y valorar de forma externa, al ser visibles o medibles**

> **(la temperatura, la presión arterial, el moco cervical, etc.), mientras que los síntomas son una experiencia subjetiva de la persona que no pueden verse o medirse (como el dolor, el cansancio, etc).**

El ciclo menstrual está conformado por diferentes fases y eventos. A continuación, vamos a hacer un repaso de todos ellos.

Fase folicular

Comienza el primer día de sangrado. El primer día de menstruación también da comienzo el ciclo y se inicia la fase folicular.

La duración de esta fase depende de cuando se dé la ovulación, por lo que podemos encontrar fases foliculares más cortas o más largas. El promedio que encontramos en todos los esquemas y manuales nos dice que, **aproximadamente, el día 14 del ciclo se da la ovulación**, pero no tiene por qué ser así. Si la tuya no coincide con este día, no te alarmes; es totalmente normal, y habría que valorar más características para ver si hay motivo de alarma o no.

A lo largo de esta fase, la presencia de estrógeno aumenta poco a poco a medida que nos acercamos al momento de la ovulación.

Fase lútea

Comienza una vez ha tenido lugar la ovulación y **tiene una duración máxima de unas dos semanas**. Lo más característico de esta fase es que entra en escena la progesterona.

Los principales eventos de la fase lútea son:

- **Ovulación:** Es el hecho más importante del ciclo, ya que **es un signo de salud**, que no siempre se da. Es más, a veces puede haber sangrado, pero eso no implica que la ovulación se haya dado y que dicho sangrado sea resultado de un ciclo ovulatorio. En la ovulación, el folículo dominante libera al ovocito para que este inicie el breve (o no tan breve, si es fecundado) viaje a través de la trompa uterina.

- **Menstruación:** Es el suceso que podemos ver como resultado de cada ciclo, pero no cualquier sangrado es la menstruación. **La menstruación es el sangrado resultado de un ciclo ovulatorio.** Si no se produce ovulación y confirmamos que estamos ante un ciclo anovulatorio, el sangrado resultante recibirá el nombre de sangrado anovulatorio. Por ejemplo, cuando tomas anticonceptivos hormonales (ACOS), no tienes la menstruación, sino «sangrado por deprivación». Hay varios tipos de sangrado:

- ✔ Menstruación: es resultado de un ciclo ovulatorio. En un ciclo ovulatorio podremos ver elevación de la temperatura basal después de la ovulación, y podremos confirmar la existencia de la fase lútea.
- ✔ Sangrado anovulatorio: se da un ciclo anovulatorio, es decir, en el que no ha habido ovulación. En este caso no veremos elevación de la temperatura basal, puesto que la ovulación no se ha llevado a cabo, y tampoco se producirá fase lútea.
- ✔ Sangrado por deprivación: sucede cuando se usan anticonceptivos hormonales (ACOS), pues estos inhiben la ovulación y esta no tiene lugar.

En el siguiente apartado vamos a profundizar en el baile hormonal que sucede a lo largo de todo el ciclo.

El ciclo menstrual: ¿qué ocurre en el ámbito hormonal?

El ciclo menstrual comienza en el cerebro. ¿Recuerdas al hipotálamo y la hipófisis? Ya hablamos entonces de que el eje gonadal o eje hipotálamo-hipófisis-ovarios es el que se encarga del funcionamiento del ciclo menstrual.

Estas estructuras marcan los sucesos necesarios para hacer posible el ciclo menstrual.

El hipotálamo se encarga de producir la hormona liberadora de gonadotropinas (GnRH). Esta pasa al sistema portal, que conecta el hipotálamo con la hipófisis, para que la hormona pueda llegar a nivel hipofisario, y va a ser la llave o señal para comunicarle a la hipófisis que necesitamos que sintetice las gonadotropinas: la hormona folículo estimulante (FSH) y la hormona luteinizante (LH).

Lo que lleva a cabo el organismo es un largo viaje en el cual, gracias a la presencia de FSH y LH, se estimula el ovario para seleccionar a un grupo de folículos que se van a ir desarrollando a lo largo de la fase folicular, pero que ya llevan un largo viaje de más de 100 días. (Como podrás imaginar, en todos esos días hay muchos factores que influyen: procesos infecciosos, la alimentación, el estrés al que nos enfrentamos, lo que descansamos, etc.). En la fase folicular, gracias a la acción de las gonadotropinas, se estimula el correcto desarrollo folicular, y esto facilita el aumento progresivo de la síntesis de estrógenos.

> **Cuanto más nos acercamos al momento periovulatorio, mayor nivel de estrógenos hay presente.**

Una vez el folículo ha alcanzado el tamaño y nivel de maduración idóneos, significa que ha llegado a estadio dominante o **folículo de Graaf**, lo que significa que está preparado para llevar a cabo la ovulación, y eso es lo que intentará hacer. Este momento periovulatorio está caracterizado por el aumento de la síntesis de estrógenos (el primer pico de estrógenos), que se deja notar o ver a través del cambio en el moco cervical: pasamos de un moco cremoso a uno similar a la clara de huevo (húmedo, elástico y transparente, aunque sobre ello hablaremos largo y tendido en el próximo apartado). Después de este primer pico de estrógenos, el organismo va a producir un pico de LH (que es lo que miden o valoran los famosos mal llamados «test de ovulación», que en realidad son pruebas de determinación de LH). Ese pico de LH se suele producir, aproximadamente, entre 36 y 48 horas antes de que se lleve a cabo la ovulación (o, al menos, se intente llevar a cabo). **Ojo, que haya un pico de LH no es sinónimo de que haya ovulación.** Puede que se produzca el intento, pero el organismo decida que no es el momento ideal para un posible embarazo (porque sí, piensa en esos términos, independientemente de que sea el objetivo o no).

Si se produce la ovulación, ¡habremos conseguido que se dé el evento más importante de todo el ciclo! Después de la ovulación, tiene lugar un hecho también significativo e interesante, en el que el resto que ha quedado del folículo después de liberar al ovocito en la ovulación se va a transformar. Las células que lo componen sufren un proceso de luteinización, de forma que se va a crear en tiempo récord una estructura glandular encargada de liberar progesterona; esta estructura recibe el nombre de **cuerpo lúteo**. El cuerpo lúteo es el rey de la síntesis de progesterona.

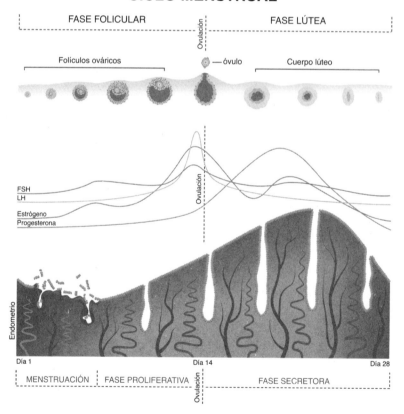

Por eso es tan importante tener en cuenta el momento del ciclo en el que estás, ya que, si te has realizado alguna analítica en la que te hayan pedido progesterona en los primeros días del ciclo y te ha salido bajita, ya sabes que es normal. Debe de estar bajita en ese momento del ciclo; solo subirá su nivel una vez la ovulación haya tenido lugar.

> **Las hormonas bailan a lo largo del ciclo y los valores idóneos que obtengas en una analítica dependen del momento concreto del ciclo en el que te encuentres. Así que, en la próxima analítica, apúntate en qué día y momento del ciclo te encontrabas, pues esto te va a ayudar a contextualizar los resultados y entenderlos mucho mejor.**

La vida del cuerpo lúteo es limitada: dura como máximo unos 16 días, si no tiene lugar un embarazo. Si hay fecundación e implantación exitosa, el cuerpo lúteo va a extenderse, ya que es el responsable de continuar con la síntesis de progesterona para que esta pueda seguir ejerciendo las funciones de sostén y mantenimiento del endometrio funcional en su sitio, hasta que la placenta esté formada y pueda tomar el relevo. **Un signo de fertilidad que nos permite conocer si ha habido o no ovulación es la**

temperatura basal, ya que la progesterona influye en el ámbito tiroideo aumentando la temperatura basal (nos pone en «modo incubadora»). Además, con respecto al moco cervical (otro de los signos de fertilidad), podemos ver como el moco pierde sus características húmedas y adquiere una textura más viscosa, pegajosa o seca, de color blanquecino o ligeramente amarillo pastel. Otro de los signos de fertilidad es la posición del cérvix, que también cambia, como veremos en el próximo apartado.

> **La duración óptima de la fase lútea es de 11-12 días. Si es menor, hablaremos de un tipo de defecto de la fase lútea y, por tanto, de la síntesis de progesterona.**

En torno a la mitad de la fase lútea, se va a producir un segundo pico de estrógenos, aunque es más ligero que el que tiene lugar en el momento periovulatorio.

Al final de la fase lútea, si no hay embarazo, disminuirán los niveles de estrógenos y progesterona. Esa bajada de ambas hormonas da la señal al hipotálamo de que necesitamos que vuelva a ponerse a trabajar y aumente la síntesis de GnRH, para que la hipófisis pueda aumentar la presencia de las gonadotropinas, con el fin de comenzar con un nuevo ciclo. Fruto también de la disminución de estrógenos y progesterona, se comienzan a dar ligeras contracciones uterinas, que hacen posible la descamación o el desprendimiento del endometrio funcional, que se ha ido formando y engrosando a lo largo de todo el ciclo gracias a la presencia estrogénica, y que se ha mantenido intacto gracias a la progesterona. Así comenzará la menstruación y, con ella, un nuevo ciclo, en el que se repetirán todos estos sucesos.

> **Todo este baile hormonal se nota en el organismo de muy diversas formas: en el ámbito dermatológico, neurológico y nervioso, en el apetito...**

El ciclo menstrual se considera **el quinto signo vital**, porque nos trae información de forma periódica sobre el estado de salud y sobre qué aspectos han podido influenciarnos. Los otros signos vitales son: la temperatura corporal, la presión arterial, el pulso y la frecuencia respiratoria.

El ciclo es dinámico y, mes tras mes, se va a ver o puede verse influenciado por multitud de factores:

- **Factores estresantes de carácter emocional o psicológico** (una etapa de más trabajo, un viaje, una mudanza, un problema familiar o personal...).
- **Factores estresantes de carácter energético o físico** (disminución de la ingesta energética, hacer

cambios en la práctica de ejercicio físico o deporte, pero sin tenerlo en cuenta en la alimentación…).

- **Factores que promuevan la inflamación** (alimentación proinflamatoria, poco ejercicio, poco descanso y sueño, estrés emocional o psicológico, tabaco, alcohol…).
- **Alteraciones o patologías** (alteraciones tiroideas, alteraciones digestivas…).

Todos estos factores pueden influir en el ciclo y ello se refleja a través de diversos signos:

- **Aumento del dolor** (dismenorrea) o sintomatología premenstrual (SPM, TDPM).
- **Amenorrea hipotalámica funcional** (AHF): si se produce ausencia del ciclo menstrual durante más de tres meses, si los ciclos eran regulares, o durante más de seis meses, si los ciclos eran irregulares.
- **Oligomenorrea**: si la duración de los ciclos comienza a alargarse.

También podemos encontrarnos diferentes alteraciones estructurales y que el ciclo nos avise de diversas formas. Si hay alguna de las siguientes características, puede ser un signo de aviso:

- Ausencia o alargamiento del ciclo menstrual.
- Dolor menstrual o sintomatología premenstrual.
- Aparición de manchados o sangrados intermenstruales (puede tener lugar en cualquier momento del ciclo).
- Sangrado o manchado de forma premenstrual o *spotting* (cuando se da justo antes de la llegada de la menstruación).
- Anovulación o falta de ovulación.

¿Y qué es normal? Es crucial que tengamos estas características en cuenta, para poder reconocer cuándo alguna no se debe considerar regular:

- Que la **duración del ciclo** oscile entre 25 y 35 días, llegando hasta los 45 días en el caso de las adolescentes. También si hay ciertas alteraciones presentes puede considerarse «normal» que los ciclos sean un poco más largos (como por ejemplo en el síndrome de ovarios poliquísticos, SOP).
- Que la **menstruación no venga acompañada de dolor**. Sí podemos vivir ciertas molestias, ya que la menstruación de por sí es un evento inflamatorio en el que intervienen las prostaglandinas. Sin embargo, solo si se trata de molestias ligeras, que no influyan en la calidad de vida y en la actividad

diaria, se consideraran normales. Si es dolor y te incapacita, hay que atenderlo y valorar posibles razones.

> **Las prostaglandinas son compuestos lipídicos derivados de los ácidos grasos que cumplen diversas funciones. Entre ellas, intervienen en las respuestas inflamatorias, participan en la contracción de la musculatura lisa (como la que tiene lugar durante el proceso de descamación del endometrio, por lo que son necesarias para que pueda darse la menstruación), en la regulación de la temperatura corporal...**

- Que los **ciclos sean ovulatorios**. Recuerda que la ovulación es el evento más importante de todo el ciclo. De manera puntual, puede haber algún ciclo anovulatorio (todas tenemos algunos a lo largo de toda la etapa fértil), pero si ciclo tras ciclo se repite la anovulación, hay que revisar y valorar posibles causas o factores influyentes.
- Que **la fase lútea tenga una duración mínima de 11-12 días**. ¿Por qué? Porque de cara a la implantación, si ha tenido lugar la fecundación, la implantación se comienza a dar en torno al día 7-8 tras la

fecundación, por lo que, si las fases lúteas son cortas, menores a los 11-12 días, ello puede influir e interferir en la correcta implantación y que termine dándose un fallo de implantación, porque el endometrio había comenzado a descamarse por la falta de progesterona. Es importante que supere esa duración mínima y que haya unos buenos niveles de progesterona. Además de por dicha razón, también nos interesa que haya una buena presencia de progesterona y una buena duración de la fase lútea porque un buen nivel de progesterona se traduce en un buen equilibrio entre la presencia de estrógeno y progesterona, que a su vez se traduce en un ciclo con menos sintomatología premenstrual y menos dolor durante la menstruación.

- Que **no vivamos en una constante montaña rusa de emociones y sintomatología premenstrual ciclo tras ciclo**. Es normal que notemos ligeros cambios: que necesitemos más pausa, que vayamos a otro ritmo diferente que durante la fase folicular, que sintamos más necesidad de interiorizar en nosotras… Todo ello es por la influencia de la progesterona, pero, si experimentamos cambios emocionales muy notables, dolor articular o pélvico, náuseas, dolor mamario…, es señal de que hay aspectos que revisar y sobre los que trabajar.

Podemos diferenciar entre:

- ✓ **Molimina:** es la aparición de tres o cuatro síntomas leves durante la fase lútea, fruto de los cambios hormonales. No es señal de alarma.

- ✓ **Síndrome premenstrual (SPM):** la evidencia actual recoge más de 200 síntomas relacionados con el SPM (aunque los necesarios para el diagnóstico son muchos menos), tanto físicos como conductuales y afectivos, que tienen un mayor impacto en la calidad de vida. Puede durar desde unos días a dos semanas antes de la llegada de la menstruación.

- ✓ **Trastorno disfórico premenstrual (TDPM):** se habla de este trastorno cuando aparecen al menos cinco síntomas durante la mayoría de los ciclos menstruales. Los más característicos son los síntomas afectivos (cambios emocionales, disforia) y de ansiedad, aunque pueden ir acompañados de sintomatología conductual y física. Estos ocasionan un alto impacto en la calidad de vida y en la actividad diaria. Toda la experimentación de sintomatología se da durante la fase lútea o premenstrual, mientras que, durante la primera fase del ciclo, la folicular, no está presente dicha sintomatología ni la afectación a la calidad de vida.

La prevalencia del trastorno disfórico premenstrual (TDPM) se da en menos del 6 % de mujeres menstruantes. Esta cifra puede ser mayor, puesto que la «normalización» de la sintomatología presente lleva a que no se diagnostique y no se identifique el síndrome. Por ello es tan importante recordar qué aspectos del ciclo menstrual (y cómo estos nos influyen en el día a día) podemos considerar normales y cuáles no. **Los cambios emocionales intensos que interfieren en tu día a día, que no te dejan rendir en tu trabajo o en los estudios, que te anulan durante cada ciclo, durante cada fase lútea, no son normales. No es algo que te haya tocado vivir y que tengas que resignarte a ello.** No. Si algún profesional de la salud te ha dicho esa frase, por favor, vuelve a pedir ayuda, acude a otro médico. No es normal, y estos mensajes que muchas mujeres, por desgracia, han recibido y siguen recibiendo (aunque la información está ahí, presente para cualquier profesional que quiera acceder a ella) llevan a la resignación, a cansarse de acudir a profesionales que no dan opciones, que cancelan a la paciente, que no dan la importancia que tiene en realidad a lo que vivís ciclo tras ciclo. Por favor, si es tu caso, huye de ahí. Y denúncialo, nadie merece que le nieguen lo que vive y sufre cada mes.

Los factores implicados en el TDPM son varios y diversos, desde factores genéticos, hormonales y ambientales, hasta estrés y ansiedad. (A continuación, explicaremos cómo influyen las hormonas del estrés en el organismo). También influyen antecedentes psicológicos interpersonales, cambios estacionales, factores socioculturales, aspectos del estilo de vida (la alimentación, la práctica física, el descanso y el sueño, la suplementación…), etc.

En el ámbito nutricional, están implicados factores como el estrés oxidativo, la presencia de déficits nutricionales, un ambiente inflamatorio, otras alteraciones que impliquen un aumento del ambiente proinflamatorio y el estrés oxidativo (como la resistencia a la insulina, la disbiosis…).

En esta situación, tiene mucha importancia el neurotransmisor GABA, ya que la disminución de la presencia de progesterona favorece que haya una menor presencia de GABA, lo que va a influir en el sistema nervioso simpático (SNS). **Con respecto al abordaje farmacológico**, si se diagnostica, algunas de las propuestas de tratamiento farmacológico son el consumo de benzodiacepinas y gabapentina (entre otros), que ayudan a mejorar la presencia de GABA. Hay que recordar que, en algunos casos, va a ser necesaria la medicación.

La medicación no es ni buena ni mala, sino que depende de cada caso y lo que sea necesario incluir para que la persona que lo sufre pueda notar mejora. Si bien la medicación es un aspecto más del abordaje, no se debe reducir todo a ella. Como has podido ver, hay otros muchos factores que influyen y en los que los fármacos no van a trabajar; por ejemplo, la medicación no va a mejorar el ambiente proinflamatorio, si lo hay, ni va a cambiar tu contexto. Así que no te olvides de que hay muchos otros aspectos que revisar y en los que seguramente se deba trabajar.

Por desgracia, nos estamos acomodando a que un fármaco resuelva el malestar, y con ello nos olvidamos de los otros aspectos que influyen en muchas alteraciones o patologías. La gran mayoría de alteraciones son multifactoriales, es decir, dependen de diferentes y muy diversos factores y ámbitos. Eso quiere decir que su abordaje requiere interseccionalidad. Los fármacos trabajan sobre algunos de los mecanismos implicados, pero no sobre todos, y su objetivo es mejorar la sintomatología y el malestar a corto plazo. Sé que puede ser difícil y complicado verlo de esta forma, sobre todo cuando estás viviendo y sufriendo una sintomatología muy intensa y que no te deja continuar con la actividad diaria con normalidad, pero es la realidad. Sin embargo, el uso de fármacos para aliviar la sintomatología a corto plazo se debe complementar con la modificación de los otros factores, solo así conseguirás una mejoría a medio y largo plazo.

- Que la menstruación **dure de tres a siete días**, aunque es más importante contabilizar el sangrado que la duración. La **cantidad normal va desde los 25 ml a los 80 ml**. ¡Ojo!, a lo largo de toda la menstruación, no cada día.

Vamos a aprender a calcularlo: primero te tienes que fijar en qué producto o productos higiénicos utilizas y las veces que los cambias cada día de tu menstruación:

✓ **Copa menstrual:** Depende de la capacidad de cada una (fíjate en lo que indique la marca de la tuya según la talla). En general, van desde los 10 ml a los 70 ml, aunque hay algunas marcas que disponen de copas con mayor capacidad.

✓ **Tampones:** Dependiendo del tipo de tampón (ligero, regular, súper o súper absorbente), absorberás más o menos.

Estas son las cantidades aproximadas:

- Los ligeros: 3 ml.
- Los regulares: 9 ml.
- Los súper: 12 ml.
- Los súper absorbentes: 15 ml.

✔ **Compresas:** También depende del tipo de compresa:

- Las más ligeras: 5 ml.
- Las más absorbentes: 15 ml.

✔ **Bragas menstruales:** Una vez más, depende del tipo de braga y de la absorción que especifique la marca. Habitualmente, cada braguita puede absorber alrededor de unos 10 ml.

✔ **Esponjas menstruales:** Depende del tipo de esponja y de la absorción que especifique la marca.

Te dejo un ejemplo para que puedas hacer tú el cálculo: María tiene una menstruación de tres días, utiliza la copa menstrual durante los dos primeros, y el último día, la braga menstrual. Se cambia la copa, que tiene una capacidad de 15 ml, dos veces al día. El tercer día solo usa la braga menstrual. ¿Qué cantidad aproximada expulsa María?

- Cada copa 15 ml y la cambia un total de 4 veces = 60 ml
- Braga menstrual (aproximadamente unos 10 ml) × 1 = 10 ml
- Cantidad total: 70 ml, lo que se considera una cantidad normal.

- El color también es importante. El **color del sangrado debe ser un color rojo vivo o color vino**. Al final de la menstruación, puede adquirir un tono marroncito y ser normal, ya que hay menos flujo de sangre y esta se oxida al entrar en contacto con el oxígeno a lo largo del canal vaginal. Si ese manchado color marroncito se da antes de la llegada de la menstruación, es decir, de forma premenstrual, es señal de baja presencia de progesterona; debemos atenderlo y trabajar en ello.

> **Un mito importante que debemos desmontar es la creencia de que el óvulo se expulsa con la menstruación. ¡Es totalmente falso! La vida media del óvulo es de 24 horas. Si no es fecundado, unas células que forman parte del sistema inmunitario, los macrófagos, se encargan de destruirlo. Estas células también se ocupan en general de eliminar lo que ya no es útil para el organismo. En la menstruación solo se expulsa sangre, tejido endometrial y fluido cervical.**

En resumen, el ciclo menstrual nos da muchísima información sobre el estado de salud y la correcta presencia hormonal nos brinda muchísimos beneficios: en el ámbito de los huesos, cardiovascular, neurológico, etc. Por tanto, si observas alguno de los signos de alarma, revisa y acude al ginecólogo para que podáis ver juntos qué puede estar ocurriendo y qué factores pueden estar implicados.

> **Conocer el ciclo nos permite entender nuestra ciclicidad, los cambios, cómo funciona la fertilidad y ser mucho más conscientes de todo lo que nos afecta y cómo lo hace.**

Signos para profundizar en el conocimiento sobre nosotras mismas y los cambios hormonales

Seguramente ya sepas cuáles son, pues los hemos mencionado antes. Los signos de fertilidad son el moco cervical, la temperatura basal y la posición del cérvix, aunque encontramos otros signos o síntomas secundarios, de los que también voy a hablarte.

Aunque se llamen así y se haga referencia a la característica fértil, lo que más nos interesa de dichos signos es que nos informan de la presencia hormonal en cada momento. Es decir, nos informan de los cambios hormonales que tienen lugar a lo largo de cada uno de los ciclos menstruales y, por tanto, de ese baile hormonal.

> **No es necesario desear un embarazo para observar dichos signos. Prestar atención a lo que nos sucede nos brinda información crucial sobre el baile hormonal mensual.**

Vamos a ver cada uno con detenimiento. Luego hablaremos de forma resumida sobre los diferentes métodos de observación del ciclo (método sintotérmico, método Creighton, método Billings, método Justisse), puesto que cada uno utiliza una combinación diferente de estos signos.

En primer lugar, encontramos **el moco cervical**. En el cérvix o cuello uterino encontramos las criptas cervicales, que es dónde se producen los diferentes tipos de moco que podemos observar a lo largo del ciclo.

> **El cérvix comunica la vagina con el útero.**

El moco es un hidrogel, conformado en gran parte por agua y por gel, más concretamente por mucinas. Llega a su máximo contenido de agua en la ventana periovulatoria. Ya os he comentado anteriormente que el moco, al igual que las hormonas, baila a lo largo del ciclo menstrual. Vamos a ver los diferentes tipos de moco que podemos identificar y a qué momento del ciclo se asocian:

- Después de la menstruación: podemos vivir unos días de ausencia de moco cervical o sensación de sequedad, aunque sí que podemos notar una ligera humedad. Esto depende mucho de la duración que tenga la fase folicular y cuándo se abra la ventana periovulatoria.
- Durante la fase folicular identificamos el moco cremoso, que nos informa de que el estrógeno está más presente, aunque no ha llegado a su nivel más elevado. Dicho moco es similar a una crema, con un color blanco o un ligero tono amarillo pastel. Si el contenido de agua es mayor, puede ser incluso lechoso. Este moco podemos estirarlo hasta 1,5 centímetros, pero se rompe. Sin embargo, la característica más importante es que lo vamos a sentir húmedo.
- Cuando el estrógeno llega a su punto más elevado (situación que se da durante la ventana periovulatoria) podemos identificar el moco con consistencia de clara de huevo. Este tipo de moco es lubricante, elástico y transparente. Podemos estirarlo hasta 2,5 centímetros sin que se rompa. Puede estar acompañado de cierto color amarillo pastel, o incluso rosita o rojo si hay contenido de sangre (esto lo llamaríamos «sangrado ovulatorio»; luego te cuento más sobre ello). Este tipo de moco puede llegar a ser tan

acuoso, que no logremos ver dicho moco (recuerda que en este momento el contenido de agua del moco puede llegar al 99 %). Por lo tanto, se considera el tipo de moco más fértil.

- Una vez tiene lugar la ovulación y tenemos presente a la progesterona, dicha hormona se encarga de secar y quitar las características húmedas del moco. En este punto del ciclo, podemos volver a ver ausencia de moco o ver moco tipo pegajoso; su textura es como cuando te manchas el dedo con pasta de dientes. Si presionas los dedos, vas a sentir la sensación de quedarte pegadita. Además de darse durante la fase lútea, también puede producirse antes de que se abra la ventana periovulatoria.

Como ves, todo el baile hormonal que hemos visto en el anterior apartado se refleja en este signo.

Las funciones que cumple el moco son diversas.

- Se encarga de proteger la superficie epitelial vaginal.
- Actúa como barrera de protección frente a posibles patógenos.
- Protege a los espermatozoides del ambiente ácido vaginal, además de capacitarlos y actuar como filtro, ya que se encarga de evitar el ascenso de los que presenten algún tipo de alteración. Este aspecto es muy

importante tenerlo en cuenta, si quieres quedarte embarazada y te planteas empezar a intentarlo.

- Nos proporciona información supervaliosa sobre los cambios hormonales que acontecen a lo largo del ciclo, por lo que podemos usarlo como signo para interpretar lo que acontece día a día en el organismo.

> **En el ambiente ácido vaginal, los espermatozoides sobreviven muy poco tiempo, mientras que si está presente el moco similar a la clara de huevo pueden llegar a sobrevivir durante cinco días, ya que tienen un medio alcalino.**

También debemos tener en cuenta que **hay ciertos factores que pueden dificultar la observación del moco**:

- El fluido seminal (en caso de haber mantenido relaciones sin protección de barrera, como el preservativo) o el fluido lubricante por la excitación.
- Las duchas vaginales.
- Las infecciones vaginales.
- El uso de lubricantes y espermicidas.
- Ciertos medicamentos, como los antihistamínicos o el citrato de clomifeno.

Además de estos factores, también debemos tener en cuenta que **podemos encontrarnos otras situaciones que pueden afectar a la secreción de moco**:

- Daño en las criptas cervicales, donde se produce el moco.
- Falta de hidratación.
- Déficit de vitamina B6 y N-acetilcisteína (NAC).
- Situaciones y etapas que implican hipoestrogenismo o baja presencia de estrógeno, como la amenorrea hipotalámica funcional (AHF) y la menopausia.
- Infecciones vaginales y alteración de la microbiota cervicovaginal.
- Uso de ciertos medicamentos (como los comentados anteriormente)

Entonces ¿cómo podemos revisar el moco? ¿Qué debemos tener en cuenta para observarlo y registrarlo? Te dejo algunos aspectos que debes tener en cuenta:

- El mejor momento para observarlo es después de ir al baño o después de haber realizado ejercicio, ya que vamos a favorecer la migración del moco a nivel vaginal y podremos observarlo fuera.
- Debes observarlo tanto en la braguita cada vez que vayas al baño como en el papel al limpiarte. Si tienes

dudas, puedes cogerlo con los dedos y comprobar la textura, el color, estirarlo, etc.

- Debes observarlo a lo largo del día; siempre nos quedaremos con el moco de características más fértiles que hayamos visto durante el día.

Bueno, ahora ya conoces mucho más sobre el moco cervical y puedes comenzar a observarlo con detenimiento y ver cómo baila a lo largo de tu ciclo.

Además, quiero dejarte unos **consejos para mimar a tu microbiota cervicovaginal** y ayudar a que haya una buena presencia de moco:

- Mantente hidratada: asegúrate de beber suficiente agua al día, incluye un buen consumo de verduras crudas y frutas, buena ingesta de electrolitos…
- Potencia el consumo de alimentos ricos en vitamina B6: la encuentras en el plátano, en verduras de hoja verde como la espinaca y la acelga, en el brócoli, en el pollo…
- Incluye fuentes de probióticos: yogur, kéfir, chucrut, kombucha…
- Evita el uso de protectores íntimos de forma habitual y repetida.
- Evita el uso de bragas de tejidos sintéticos: mejor decántate por las opciones de algodón, y punto extra si pueden ser blancas, que no incluyan tintes.

- Cuida la higiene: puedes usar solo agua o escoger un jabón para la higiene íntima que tenga un pH ácido (de entre 3,5 y 4,5), que va a respetar el ambiente vaginal. Vas a encontrar opciones que contengan ácido láctico, peróxido de hidrógeno, aloe vera o extracto de algodón, todos ellos componentes enfocados a cuidar que el pH se mantenga bajo y a hidratar la zona.

Por último, me gustaría dejarte unos **signos de alarma para que puedas identificarlos en el caso de que estén presentes**:

- Si hay poca presencia de moco de características fértiles, puede ser señal de que el estrógeno se está manteniendo bajo.
- Si hay presencia sostenida y continua de moco de características fértiles, puede ser señal de que el estrógeno se está manteniendo elevado; lo podemos encontrar en caso de SOP, endometriosis o ciclos anovulatorios.
- Presencia de moco tipo requesón.
- Olor a pescado.
- Color amarillo intenso o verde.
- El *spotting* o manchar marrón antes de la menstruación; puede ser debido a un déficit en la síntesis de progesterona o déficit de la fase lútea.

Si ves alguno de estos signos de alarma de forma mantenida durante dos o tres ciclos, acude a tu ginecólogo para poder revisarlo.

> **Aunque no presentes ningún tipo de alteración, recuerda acudir a tu revisión anual ginecológica.**

Otro de los signos de fertilidad (y recuerda que no se reduce todo a ello) que nos arroja muchísima información sobre lo que acontece en el organismo a lo largo de cada ciclo menstrual es **la temperatura basal**.

Este signo nos ayuda a confirmar cuándo entra en escena la progesterona, ya que esta hormona provoca un aumento en la temperatura. Por tanto, observar y registrar este signo nos va a ayudar a confirmar cuándo se ha realizado la ovulación y valorar la salud de la fase lútea y la presencia hormonal que se da durante esta. La temperatura se elevará un día después de la ovulación.

> **Confirmar no es predecir. La temperatura basal nos ayuda a confirmar que se ha producido la ovulación, pero no para predecirla. La ovulación no se predice, se confirma.**

Sin embargo, al igual que con el moco, hay ciertos **factores que pueden influir en las mediciones y los datos que obtengamos**:

- La fiebre.
- El consumo de alcohol.
- Dormir menos de tres horas consecutivas antes de medir la temperatura.
- El consumo de comida picante.
- Medir la temperatura a una hora diferente de la habitual.

No hay que reducir la observación a cada día de forma habitual; lo que nos interesa es ver el global de los datos obtenidos. Es decir, en un ciclo ovulatorio, vamos a poder ver dos escalones en el registro de temperaturas: un primer escalón correspondiente a la fase folicular y un segundo escalón, con aumento de la temperatura respecto al primero, correspondiente a la fase lútea.

Debemos tener en cuenta **ciertos aspectos a la hora de comenzar a observar y registrar este signo**:

- Es mejor usar un termómetro basal, que incluye dos decimales y nos proporciona un dato más exacto que los termómetros digitales habituales.

- También puedes utilizar otros dispositivos, como el anillo o un brazalete, que se encargan de hacer las mediciones, aunque la inversión económica es mucho mayor que la del termómetro.
- Debes hacer la medición en cuanto te despiertes, antes de salir de la cama y comenzar a moverte.
- Establece una hora habitual para realizar la medición.
- Si la hora habitual cambia en alguna de las mediciones, ten en cuenta que si has tomado la temperatura una o dos horas antes o después de la hora habitual puedes utilizar la siguiente fórmula para corregir el dato obtenido:
  - ✔ Si hay una o dos horas más de diferencia, vamos a restar 0,1 (en el caso de que haya una hora más) o 0,2 (en el caso de que haya dos horas más).
  - ✔ Si hay una o dos horas menos de diferencia, vamos a sumar 0,1 (en el caso de que haya una hora menos) o 0,2 (en el caso de que haya dos horas menos).
- Si la diferencia horaria es mayor, no podemos emplear estas fórmulas correctoras.
- Si en algún momento se presenta algún factor que puede afectar al resultado de la medición, anótalo en tu registro para poder tener en cuenta que el dato de ese día específico no es fiable.
- Puedes usar un registro en papel o alguna aplicación como Flo (opción disponible en múltiples

idiomas) o Kindara (opción en inglés); en ambas puedes ir introduciendo todos los datos y te va a generar el gráfico. Además, puedes añadir también las observaciones sobre el moco y otros aspectos.

Si el ciclo es ovulatorio, vamos a observar aumento de la temperatura, pero también podremos valorar la salud de esa fase lútea y la presencia hormonal que tenemos a lo largo de esta. Sobre todo, nos va a ser útil para detectar déficits de la fase lútea o alguna alteración de la relación entre el estrógeno y la progesterona. Si ves alguno de los siguientes aspectos durante dos o tres meses de forma continuada, acude al ginecólogo para revisarlo:

- Fases lúteas con una duración menor a 11-12 días. Recuerda que la duración máxima de la fase lútea es de 16 días.
- Temperaturas basales no homogéneas o con un aumento muy sutil.
- Presencia de sintomatología premenstrual que afecte o interfiera en tu día a día.

Todo ello nos puede estar informando de que no hay una buena presencia de progesterona.

El tercer signo de fertilidad, aunque se considera algo más extra u opcional, es **la posición del cérvix o**

cuello uterino. Porque sí, esta estructura también cambia según la presencia hormonal en cada momento del ciclo.

Su valoración es algo más confusa, por lo que siempre se debe comenzar por los signos anteriores (o al menos alguno de ellos). El cérvix o cuello uterino conecta la vagina con el útero. Los cambios que se dan en sus características son debidos a la presencia hormonal durante la ventana periovulatoria, ya que los cambios buscan facilitar un posible embarazo. Por otro lado, las modificaciones que se producen durante la fase folicular y lútea buscan imposibilitar o dificultar el paso uterino, tanto a los espermatozoides como a posibles patógenos. **Esas características son las siguientes:**

- Durante la fase folicular y lútea, el cérvix se mantiene firme, cerrado, bajo y sin humedad.
- Durante la ventana periovulatoria, el cérvix se encuentra blando, alto, abierto y húmedo.

Para comprobarlo, debes tener en cuenta y observar lo siguiente:

- Es muy importante la higiene. Mejor si las uñas están cortas, y lávate muy bien las manos con jabón antes de inspeccionar.

- Si tienes dolor, infecciones o alteración de la microbiota cervicovaginal, mejor evita esta exploración.
- La comprobación se debe realizar una vez al día, cuando haya finalizado la menstruación.
- Intenta comprobarlo siempre a la misma hora, aproximadamente.
- De cuclillas te será más fácil llevar a cabo la exploración de forma cómoda y correcta.
- Inserta el dedo corazón en la vagina y llévalo hasta el cérvix (hasta el final de la vagina) y fíjate en los siguientes aspectos:
  - ✔ En cuanto a la textura, ¿está firme o suave?
  - ✔ En cuanto a la altura de la vagina, ¿está alta o baja?
  - ✔ En cuanto a la apertura del cérvix, ¿está cerrada o ligeramente abierta?
  - ✔ En cuanto a la humedad, ¿notas moco cremoso, clara de huevo, pegajoso o ausencia de humedad?
- También debes tener en cuenta que si has pasado por un embarazo y has tenido un parto vaginal, puedes notar el cuello uterino un tanto abierto. Es decir, que puedas notarlo más oval, como si dibujara una pequeña sonrisa o se mantuviera entreabierto.

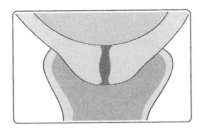 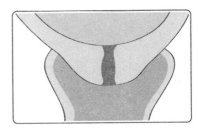

Primípara
(en el primer embarazo)

Multípara
(en los siguientes embarazos)

> **Todos los cambios que se dan en estos tres signos de fertilidad suceden gracias al baile hormonal a lo largo del ciclo. Por lo que son una valiosa fuente de información de lo que acontece en el organismo día a día.**

Además de estos tres signos, **también podemos hablar de síntomas de fertilidad secundarios,** los cuales nos van a aportar información adicional. Sin embargo, no debemos basarnos solo en los síntomas secundarios; estos únicamente nos ayudan a completar la información que nos aportan los signos. Estos síntomas son:

- **Pico de LH que podemos valorar a través de las famosas tiras o test de LH** (tal vez los conozcas como test de ovulación, pero no es la forma más idónea de llamarlos, ahora te explico por qué): lo que detectan este tipo de pruebas es el valor de la hormona luteinizante (LH) en orina. En el apartado en el que te he explicado los cambios hormonales que sucedían a lo largo del ciclo, vimos cómo se produce un aumento o pico de LH antes de la ovulación. Pues eso es lo que se encargan de detectar estos test. Pero que obtengamos una prueba positiva no es sinónimo de ovulación; tan solo nos está avisando de que se está dando uno de los aspectos necesarios para que el organismo intente llevar a cabo la ovulación. Puede concluir en que la ovulación se lleve a cabo o no.

Además, en ciertos casos no son del todo fiables, y hay que tener un especial cuidado en la interpretación de sus resultados. Por ejemplo, en caso de síndrome de ovarios poliquísticos (SOP), podemos tener desde los primeros días del ciclo un valor de LH aumentado. Si se realiza este test, podríamos obtener un resultado positivo, pero que no indica que la ovulación vaya a tener lugar pronto.

Para utilizarlos de forma fiable, es importante que el uso de las tiras se acompañe de la observación y el registro del moco cervical y de la temperatura basal, para poder confirmar si la ovulación finalmente se lleva a cabo o no.

Las tiras de LH se deben comenzar a usar cuando comiences a ver moco cremoso y/o clara de huevo.

La tira será positiva si la línea sale igual de intensa o más que la línea control. Si es menos intensa o no se señala es negativa.

- **Sangrado ovulatorio:** Puede que en algún ciclo hayas observado que cerca de la ovulación se ha dado un ligero sangrado. Puede que hayas visto el moco tipo clara de huevo teñido de rosita o incluso rojo. Esto puede deberse a una disminución brusca del estrógeno antes de la ovulación y, por tanto, antes de que esté presente la progesterona para sostener el endometrio que se ha ido engrosando gracias al estrógeno.

  ✓ Si ves este tipo de sangrado y compruebas que estás en esta fase del ciclo, es totalmente normal, no es una señal de alarma.

  ✓ Pero si se da en algún otro momento del ciclo, sí que deberías consultarlo con tu ginecólogo.

- **Mittelschmerz o molestias en los ovarios:** Este término alemán hace referencia al «dolor del medio», es decir, a un ligero dolor o molestias que algunas personas pueden llegar a notar en el momento en el que se produce la ovulación. Estas molestias podemos llegar a sentirlas durante unos minutos a incluso algunas horas, no durante más tiempo.

✔ Si sientes dolor incapacitante que interfiera en tu calidad de vida y tu actividad diaria, acude a tu ginecólogo.

- **Labios vaginales más hinchados:** Esto se produce debido a la mayor presencia de estrógeno y al aumento de la irrigación sanguínea en la vulva.
- **Aumento de la libido y aumento de la energía:** Ya lo hemos visto antes y se debe a la mayor presencia tanto de estrógeno como de andrógenos.
- **Potenciación del olfato, el gusto y la vista.**
- **Aumento de la sensibilidad mamaria.**
- **Inflamación de las glándulas linfáticas situadas en los laterales de la pelvis.**

Ahora ya conoces todos los signos de fertilidad y los síntomas secundarios, y la gran información que nos aportan. Sin embargo, también es importante que sepas que hay diferentes métodos de observación de estos signos de fertilidad.

Cada uno de estos es diferente e incluye la observación de una combinación única de signos. Te dejo una tabla con cada uno de los métodos y los signos en que se basan:

MÉTODO SINTOTÉRMICO	MÉTODO CREIGHTON	MÉTODO BILLINGS	MÉTODO JUSTISSE
• Moco cervical • Temperatura basal • Calendario	• Moco cervical • Estandarización de las observaciones	• Moco cervical	• Moco cervical • Opcional: temperatura basal o posición del cérvix

Si quieres ampliar y formarte en alguno de los métodos, puedes buscar más información sobre ellos y a profesionales formados en cada uno.

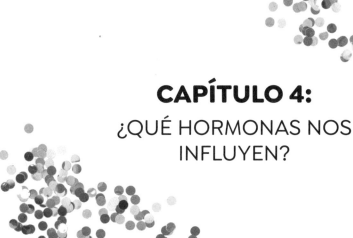

CAPÍTULO 4:
¿QUÉ HORMONAS NOS INFLUYEN?

Estrógeno y progesterona: ¿en qué otros aspectos participan?

Ya conoces al estrógeno y la progesterona, y sus roles en relación con el ciclo menstrual, pero sus funciones van mucho más allá, así que vamos a profundizar en cada una de estas hormonas.

Podemos diferenciar tres tipos principales de estrógenos: estradiol (E2), estriol (E3) y estrona (E1). El estradiol es el estrógeno más potente de los tres y su síntesis primordial proviene de los ovarios, durante la menstruación, mientras que las estronas se sintetizan a través del tejido adiposo y la piel, y son el tipo de estrógeno más presente durante la menopausia; finalmente, el estriol es el tipo más presente durante el embarazo, a través de la placenta.

Encontramos receptores de estrógenos repartidos por todo el organismo, en diferentes tejidos y órganos, y eso nos indica que son muchas las funciones que cumple o en las que participa esta hormona, entre ellas:

- Desarrollo de los caracteres sexuales secundarios.
- Modulación del estado de ánimo, de las emociones y de las funciones cognitivas.
- Modulación de diferentes sistemas de neurotransmisores (como el sistema gabaérgico, serotoninérgico, dopaminérgico, etc.).
- Regulación del ciclo menstrual, influencia en los signos de fertilidad y participación en el mantenimiento del embarazo.
- Libido y deseo sexual.
- Respuesta inflamatoria.
- Efecto neuroprotector.
- Metabolismo y homeostasis.
- Sistema cardiovascular y balance lipídico (como el colesterol).
- Influencia en la composición de la microbiota intestinal, vaginal y endometrial.
- Mantenimiento de la masa ósea.
- Participación en el sistema inmunitario.

> **Los neurotransmisores son mensajeros que tienen la capacidad de excitar o inhibir a las neuronas.**

Te voy a contar un poco más sobre los principales neurotransmisores y qué funciones ejercen cada uno:

- **Noradrenalina:** Participa en la respuesta al estrés y la regulación del estado de alerta. Facilita la respuesta ante una situación en la que necesitamos estar concentrados y alerta. También participa en la regulación del estado de ánimo, la atención y la memoria.
- **Adrenalina:** Al igual que la anterior, también se libera en situaciones que implican estrés o peligro. Nos prepara para la respuesta de lucha o huida, lo que tiene repercusión fisiológica, incrementando la frecuencia cardíaca, la presión arterial y la respiración. Cuando se encuentra más presente de lo que debiera, se relaciona con el desencadenamiento de trastornos de ansiedad.
- **Dopamina:** Se libera ante situaciones que nos hacen experimentar satisfacción, ya que está muy relacionada con la motivación, el sistema de recompensa y el placer. Por un lado, influye en el proceso de aprendizaje y en la memoria, pero, por otro lado, también de-

sempeña un papel clave en los comportamientos adictivos (como el consumo de sustancias, el juego, etc.).

- **Serotonina:** Tiene una función muy relevante en la regulación del estado de ánimo, el funcionamiento cognitivo, la memoria, la regulación del dolor, el sueño y el apetito. Cuando su presencia está desequilibrada, puede dar lugar a sintomatología depresiva y ansiosa.
- **GABA:** Es un inhibidor cerebral, lo que es crucial para contrarrestar los efectos de los neurotransmisores excitatorios con el fin de que se pueda mantener el equilibrio entre los neurotransmisores con efecto excitatorio y los inhibitorios.

Como ves, poca cosa. A lo largo de la vida vamos a pasar por etapas en las que tengamos una mayor o menor presencia estrogénica y, como resultado, podemos ver cambios en dichas funciones. Por ejemplo, si te encuentras o te has encontrado alguna vez en situación de amenorrea hipotalámica funcional (AHF), puede que hayas notado menor libido o deseo sexual, cambios anímicos, que hayas visto en tu analítica que el colesterol se encontraba más elevado, en algunos casos (dependiendo de cuánto tiempo se mantenga esa presencia de estrógenos disminuida) que incluso haya podido afectar a la densidad ósea, y haya derivado en situaciones de osteopenia u osteoporosis. Todo ello es consecuencia de la disminución de la presencia de estrógeno.

> **La amenorrea hipotalámica funcional (AHF) es una situación o respuesta de adaptación del organismo cuando recibe la información de que no dispone de la energía necesaria para continuar con la función del eje gonadal y, como consecuencia de ello, encontramos la ausencia de menstruación o sangrado.**

Podemos sospechar de esta situación cuando dicha ausencia de sangrado se mantiene durante un mínimo de tres meses (si los ciclos anteriores eran regulares) o seis meses (si los ciclos anteriores eran irregulares). No es una patología, sino una respuesta adaptativa del organismo, que responde a factores estresantes como la baja disponibilidad energética (que el consumo de energía a través de la alimentación sea menor al necesario), un alto gasto energético a través de la práctica física que no está cubierto a través de la alimentación, o fruto de factores estresantes emocionales o psicológicos.

Para solucionar dicha situación y revertirla, es necesario trabajar en los factores estresantes que han conducido a ella, para que el organismo vuelva a recibir la información de que tiene la energía necesaria para reanudar la función del eje gonadal y, por tanto, volvamos a tener el ciclo menstrual y recupere la correcta presencia hormonal.

Esta disminución de estrógeno también la vamos a encontrar durante la menopausia y después del embarazo, una vez tenga lugar el parto. Por ello, son etapas en las que aumenta el riesgo de desarrollar depresión u otras alteraciones relacionadas con la presencia de estrógeno.

Sin embargo, los altos niveles de estrógenos también son contraproducentes. Unos niveles elevados de estrógenos mantenidos en el tiempo se relacionan con mayor engrosamiento endometrial, lo que aumenta el riesgo de desarrollo de cáncer endometrial, cáncer de mama, menstruaciones abundantes y dolorosas, mayor presencia de coágulos, etc.

Además, no todos los receptores son iguales. Encontramos los receptores estrogénicos beta y los receptores estrogénicos alfa. Los receptores estrogénicos alfa se relacionan con la regulación de la expresión de genes que ejercen roles clave en la proliferación celular y la progresión del ciclo celular, por lo que se relacionan con el desarrollo de patologías, como el cáncer de mama.

> **Recuerda: las hormonas son necesarias en su justa medida. Ni su presencia alta ni baja nos aportan beneficios.**

La relación entre el estrógeno y las alteraciones neuropsiquiátricas es diversa, puesto que no hay un único vínculo entre ellas, sino que se interrelacionan a través de diferentes mecanismos. Una de dichas relaciones es el famoso **eje cerebro-intestino**. La presencia de estrógeno influye en la composición y diversidad de la microbiota intestinal y, por tanto, con su actividad metabólica. Las mujeres con niveles de estrógenos más importantes muestran una mayor diversidad de la microbiota intestinal. Pero dicha microbiota intestinal también participa en la modulación de la presencia estrogénica, a través del estroboloma.

El estroboloma es un conjunto de bacterias localizadas en el intestino que se encargan de modular la metabolización o de eliminar los estrógenos. Se ocupan de sintetizar la enzima betaglucoronidasa. Si facilitan una correcta síntesis de dicha enzima, los estrógenos llegarán parcialmente desactivados al intestino para que completen su proceso de desactivación, para poder eliminarlos a través de las heces. Pero, si tienen una elevada síntesis de esta enzima, los estrógenos parcialmente desactivados volverán a activarse y se reintroducirán en la circulación sanguínea, por lo que no se está completando correctamente su proceso de eliminación. Esto favorece el aumento de la presencia de estrógeno circulante. Esta situación puede ser fruto de alteraciones digestivas que afecten al estroboloma.

En el ámbito neurológico, el estrógeno se relaciona con la regulación de la excitabilidad neuronal, con la reducción de sustancias proinflamatorias (como IL-6, TNF-a) y con el mantenimiento del correcto metabolismo de glucosa en el cerebro. **La disminución de la presencia de estrógeno se ha asociado con sintomatología relacionada con la depresión, como consecuencia del aumento de citoquinas proinflamatorias, disminución de citoquinas antiinflamatorias, etc.** Además, el eje adrenal puede influir en el eje gonadal y, por tanto, puede afectar a los niveles de estrógenos y disminuir su presencia. Esto también se relaciona con el aumento de la sintomatología relacionada con la depresión.

Por otro lado, tenemos a **la progesterona**. Al igual que el estrógeno, es una hormona esteroidea que cumple funciones en el ciclo menstrual. Pero sus funciones no se limitan a este, sino que influye en otros muchos ámbitos:

- Desarrolla los caracteres sexuales secundarios.
- Regula el ciclo menstrual, influye en los signos de fertilidad y participa en el mantenimiento del embarazo.
- Se encarga del balance hidrolítico y de la regulación de la presión arterial.
- Ayuda a la adaptación a las situaciones de estrés.
- Fomenta la termorregulación.
- Participa en la neurogénesis y la neuroprotección.

- Modula el sistema serotoninérgico, colinérgico y dopaminérgico.
- Modula el sistema inmunitario.
- Tiene un efecto analgésico.
- Relaja la musculatura lisa (útero, intestino, etc.).
- Desarrolla las glándulas mamarias.

La mayor presencia de progesterona tiene lugar después de la ovulación, una vez que el cuerpo lúteo está presente. Esto también nos ayuda a recordar la importancia del baile hormonal que encontramos durante cada ciclo. Con relación al ciclo, vimos que se encarga de mantener intacto el endometrio, que el estrógeno se había ocupado de hacer engrosar, para que si se produce fecundación se pueda llevar a cabo la implantación correctamente. Evita que tengan lugar las contracciones uterinas, relajando la musculatura lisa, para que no se dé el desprendimiento del endometrio y no se comience con la menstruación. Pero ese efecto de relajación de la musculatura lisa también podemos notarlo en el intestino, en el tránsito intestinal.

Al relajar la musculatura lisa también va a relajar y ralentizar los movimientos peristálticos intestinales y, como consecuencia, podemos ver estreñimiento o que las heces sean más secas al pasar más tiempo en el tracto digestivo y al disminuir la retención de agua de estas. Si notas un ligero estreñimiento o cambio en las heces durante la fase lútea, se debe a esto y se considera totalmente normal, siempre y cuando sea un ligero cambio perceptible que no afecte a tu calidad de vida.

> **Debido a ese baile hormonal que tiene lugar a lo largo de cada ciclo, podemos notar o percibir ligeros cambios en cada fase. Se deben a la fluctuación de la presencia hormonal y se considera normal siempre que no interfiera en tu calidad de vida.**

Además, la progesterona es metabolizada en el cerebro en alopregnanolona y pregnanolona, lo cual estimulan la producción del neurotransmisor GABA, y actúan sobre sus receptores. Este neurotransmisor tiene efecto inhibitorio con respecto a la sinapsis neuronal. **Encontramos receptores para los metabolitos de la progesterona en diferentes localizaciones del cerebro, pero sobre todo en áreas relacionadas con la reproducción, el procesamiento emocional y la función cognitiva** (como el hipotálamo y la amígdala, el hipocampo y la corteza frontal). Al modular los receptores de GABA, estos cumplen una función neuroinhibitoria y sedativa, anestésica, ansiolítica, y muestran propiedades neuroprotectoras o, incluso, función anticonvulsiva.

Durante las situaciones de estrés agudo, las glándulas adrenales elevan la síntesis de alopregnanolona, y la producción local en el cerebro también aumenta, mientras que durante las situaciones que implican estrés crónico los niveles de alopregnanolona disminuyen. Esto es muy importante, puesto que, como veremos un poco más adelante, no implica la misma respuesta en el organismo una situación de estrés puntual que una situación de estrés mantenida en el tiempo. **El organismo está preparado para responder a los factores estresantes puntuales o agudos.** Para ello, pone en marcha diferentes respuestas endocrinas, tanto para hacer frente a la causa de dicho estrés como para adaptar la respuesta del organismo. En cambio, en las situaciones de estrés crónico, mantenido en el tiempo, el organismo ve mermada su capacidad de respuesta y adaptación, y por ello se relaciona con un impacto en distintos ámbitos de la salud.

Con respecto a **la función analgésica**, también se ha encontrado relación entre la progesterona y la percepción del dolor, ya que esta función influye en la actividad del sistema opioide central. Los niveles elevados de progesterona pueden disparar la activación del sistema opioide de la médula espinal, lo que aumenta la liberación de opioides y reduce así la sensibilidad al dolor. También se han asociado niveles elevados de progesterona con la disminución del componente de dolor afectivo, una menor activación de la respuesta emocional a estímulos dolorosos y una menor conexión en la regulación emocional. Incluso se llega a usar el término «analgesia lútea» para describir el estado después de la ovulación que se asocia con la reducción en el componente emocional del dolor y con la disminución de la activación cerebral en respuesta al estímulo doloroso. Todo ello, por supuesto, se ve trasladado al embarazo, etapa en la que también tenemos presentes niveles elevados de progesterona.

La progesterona (y sus metabolitos) asimismo tienen la habilidad de modular diferentes sistemas de neurotransmisores, como el sistema serotoninérgico, colinérgico y dopaminérgico.

Cada uno de estos sistemas de neurotransmisores cumple diferentes roles. Por ejemplo, **el sistema serotoninérgico** participa en la modulación del estado de ánimo, la respuesta a estresores, la conducta sexual, etc. En este caso, el neurotransmisor del que estamos hablando es la serotonina, que actúa tanto en el sistema nervioso central como en el nivel periférico en diferentes localizaciones. En cuanto al sistema nervioso, participa en la modulación del estado de ánimo, la función cognitiva, el sistema de recompensa, el aprendizaje y la memoria. Además, sus receptores se encuentran en diferentes áreas fuera del sistema nervioso y, por tanto, pueden modular otros procesos fisiológicos, como la producción del vómito, la vasoconstricción, el sueño, la termorregulación, el dolor, la respuesta sexual, la conducta, la ingesta, la actividad motora y los ritmos biológicos, entre otros.

¿Y qué aspectos pueden mejorar la síntesis y liberación de estos neurotransmisores? Así puedes mejorar sus niveles:

¿Cómo mejoramos la presencia de GABA?

- **Disminuye el estrés.** Eso implica revisar qué fuentes de estrés hay presentes en tu día a día y qué aspectos puedes trabajar, qué depende de ti y cómo puedes gestionarlo. Sé realista, va a haber muchas situaciones o decisiones que no dependan de ti, pero otras muchas que sí. Ya sabes, cuantas más hormonas del estrés (adrenalina, noradrenalina y cortisol), menos presencia de GABA.
- **Mejora la presencia de progesterona.** Si tienes ciclos menstruales ovulatorios, ya sabes que gran parte de la presencia de progesterona depende de que los ciclos sean ovulatorios y esté presente el cuerpo lúteo. Cuanta mayor calidad tengan los folículos, mejor calidad va a presentar el cuerpo lúteo, y para ello tenemos que trabajar la calidad ovocitaria y la nutrición folicular. Te voy a dejar algunos consejos en este sentido, pero

tienes muchos más un poco más adelante, cuando te hable de las recomendaciones nutricionales de forma más específica:

- ✓ Cuida el consumo de antioxidantes: intenta incluir muchas verduras diferentes de distintos colores, pues así se asegura la ingesta de diversos minerales y vitaminas, cuyos micronutrientes tienen una función antioxidante.

- ✓ Mantén buenos niveles de vitamina D: el rango óptimo se sitúa entre 40-70 ng/ml. A través de la alimentación, la aportación es reducida, por lo que es muy importante la exposición solar para facilitar la síntesis de vitamina D, y la suplementación con vitamina D3 en los casos en los que sea necesario. Si tomas suplementos, debe ser siempre bajo la supervisión y prescripción profesional, siguiendo la posología recomendada según el valor previo del que partamos en la analítica.

- ✓ Disfruta de la dieta mediterránea: se basa en alimentos con propiedades antiinflamatorias y antioxidantes muy importantes, y, además, numerosos estudios avalan su eficacia como una de las alimentaciones más completas.

- ✓ Potencia el consumo de alimentos ricos en óxido nítrico: la remolacha (puedes tomarla en zumos o hacer batidos con otros ingredientes para camuflar un poco su sabor, si no te gusta), espinacas, arroz integral, chocolate con 85 % de cacao...

✓ Consume alimentos ricos en L-arginina: son principalmente las fuentes proteicas, como carnes, pescados, huevos, lácteos, legumbres...

✓ Aumenta la ingesta de alimentos ricos en magnesio: cacao puro, chocolate con más del 85 % de cacao, legumbres, semillas, frutos secos...

✓ No olvides los alimentos ricos en vitamina B6: plátano, verduras de hoja verde, carnes blancas...

- **Incluye infusiones:** de valeriana, pasiflora, azafrán... ¡Ojo!, debes tener cuidado con su consumo si estás con medicación, así que consúltalo siempre con tu médico antes de incluirlas en tu alimentación.

- **Consume alimentos ricos en L-teanina:** uno de los más habituales es el té verde.

- **Añade a la dieta alimentos fermentados:** kimchi, chucrut...

- **Incluye alimentos ricos en glutamato:** semillas de girasol, pescados, nueces, guisantes, champiñones...

- **Evita el consumo de alcohol:** reduce la presencia de GABA y perjudica la síntesis de progesterona.
- **Intenta dormir en total oscuridad:** si no es posible, puedes usar un antifaz.

¿Cómo mejoramos la presencia de serotonina?

- **Potencia el consumo de alimentos ricos en triptófano**, que es un aminoácido precursor de la serotonina. Lo encuentras en plátano, patata, piña, aguacate, pollo, pavo, semillas de sésamo, semillas de calabaza, quesos, garbanzos, lentejas, avena…
- **Intenta aumentar el tiempo que pasas al sol**, a la luz natural (y punto extra si puede ser en la naturaleza). No es solo por la síntesis de vitamina D, sino por todo lo que nos aporta la luz: beneficia a los biorritmos, nos ayuda a mejorar la producción de melatonina según se acerca la noche y nos ayuda a disminuir la síntesis de cortisol.
- **Disminuye o trabaja las fuentes de estrés crónico.** Intenta incluir en tu día a día aficiones y actividades que te hagan disfrutar: ejercicio físico, talleres o actividades como pintar, cerámica, dibujar, coser, escuchar música, cocinar, bailar, viajar…
- **Incluye la práctica de ejercicio.** El que quieras, te apetezca y disfrutes. No solo nos interesa por

su efecto físico, sino por su impacto psicológico: disminuye el estrés, aporta bienestar y mejora la calidad del sueño. Así que, si estás haciendo ejercicio, pero no haces más que mirar la hora para ver cuánto tiempo te queda y no disfrutas, toca revisarlo y cambiar a otra actividad que te apetezca probar y descubrir, y ver si te gusta y la disfrutas.

- **Incluye prácticas que promuevan el afecto positivo en tu día a día.** Con ello no me estoy refiriendo a esa positividad «tóxica» que nos podemos encontrar en algunas ocasiones, sino a intentar ver la vida y todas las situaciones que ella implica desde una lupa optimista. Te va a ayudar a mejorar el bienestar, a ser más proactiva y también más compasiva, contigo misma y con los demás. En caso de «positividad tóxica», lo que encontramos es la negación e invalidación de la auténtica vivencia emocional y la imposición de pensamientos positivos como reemplazo a la emoción auténtica que se está viviendo.
- **Da y recibe abrazos.** Esto también incluye cualquier contacto físico: masajes, caricias, besos… Te ayudan a aumentar la presencia de serotonina, dopamina y oxitocina, una combinación muy interesante.

- **Medita.** Aunque sea una práctica corta, vas a poder beneficiarte de ella, pues ayuda a mejorar la presión arterial y los niveles de glucosa en sangre, así como la atención, la memoria y el estado de ánimo, y promueve la reducción de la sintomatología ansiosa.
- **Cuida tus relaciones:** cuida de quién te rodeas. Mejor calidad que cantidad.

Y las funciones de la progesterona no se quedan ahí, ya que también influye en el ámbito inmunitario. Este aspecto va muy relacionado con el rol protector de la progesterona para facilitar que el embarazo pueda tener lugar correctamente. Se ha visto que los receptores de progesterona cumplen la función de inhibir a las células T (que son unas células del sistema inmunitario) y, por tanto, ayudan a la inmunosupresión gracias a la presencia de progesterona. Además, contribuye a la predominancia de la expresión de citoquinas antiinflamatorias y a la reducción de las citoquinas proinflamatorias, para facilitar que tenga lugar de forma correcta la implantación y el embarazo pueda seguir su curso.

Sin embargo, cabe decir que la progesterona y las progestinas no son lo mismo, son muy diferentes. Hemos visto que la progesterona tiene la capacidad de modular los receptores gabaérgicos, mientras que las progestinas no tienen dicha capacidad.

> **Las progestinas sintéticas son componentes clave de los anticonceptivos hormonales, que cumplen la función de inhibir la ovulación, tienen efecto antiestrogénico y, algunas, antiandrogénico, por lo que podemos encontrar la recomendación de su uso en casos de síndrome de ovarios poliquísticos (SOP) en los que tengamos sintomatología o signos asociados al hiperandrogenismo, como el acné o hirsutismo.**

Por otro lado, tenemos a **los andrógenos**, que también están presentes en la mujer y que bailan a lo largo del ciclo menstrual. Hay diferentes tipos de andrógenos (deshidroepiandrosterona, androstenediona, testosterona y deshidrotestosterona). Encontramos los receptores para estos andrógenos muy repartidos por el organismo: cerebro, ovarios, mamas, endometrio, músculo, hígado… Son muy importantes para la salud femenina, aunque habitualmente tengan muy mala fama. Como con otras hormonas, es importante tener en cuenta qué tipo de presencia tenemos. Ni la baja presencia ni la elevada presencia se relacionan con efectos positivos. Sus efectos positivos vienen de los niveles adecuados para que puedan ejercer correctamente sus funciones.

Por ejemplo, la deshidroepiandrosterona (conocida como DHEA) participa en la maduración y el metabolismo ovocitarios, la viabilidad folicular, la receptividad endometrial y el proceso de decidualización.

> **La decidualización se refiere al proceso de transformación de la forma y la funcionalidad de las células endometriales para que se pueda facilitar la implantación embrionaria.**

La androstenediona participa en la respuesta ovárica y en el desarrollo el crecimiento y la viabilidad foliculares. Encontramos su valor más elevado justo antes de la ovulación.

La testosterona promueve la expresión de IGF-1, el metabolismo ovocitario y el crecimiento y la maduración foliculares. Encontramos su valor más elevado también justo antes de la ovulación.

La deshidrotestosterona (conocida como DHT) influye en el proceso de decidualización, regulación del estrés celular y apoptosis, y en el desarrollo de la glándula endometrial. Se da un pequeño aumento en el momento cercano a la ovulación.

> **La apoptosis es el proceso de muerte celular programada, y el organismo lo utiliza para deshacerse de células innecesarias o alteradas de forma sutil sin provocar daño**

> **a otras células cercanas. Es como cuando necesitamos derribar un edificio, pero se hace de forma controlada para no provocar daños a otras estructuras cercanas y que no haya daños colaterales.**

Todos estos cambios hormonales en relación con el estrógeno, la progesterona y los andrógenos se dejan ver en muchos ámbitos (moco cervical, síntomas o signos, temperatura basal, cambios anímicos, metabolismo, etc.). Recojo, a continuación, los principales cambios que podríamos encontrar dependiendo del momento del ciclo y de la presencia hormonal característica de cada uno. Pero recuerda: puede que en tu caso concreto no sea exactamente así (pues cada mujer es única y cíclica).

Durante la fase folicular:

- A medida que el estrógeno crece, podemos ver un aumento de energía, y sentir que rendimos mucho más físicamente, mostramos mayor sensibilidad a la insulina y el organismo metaboliza más fácilmente la glucosa, nos concentramos con mayor comodidad y hay mayor libido o deseo sexual. De todo ello encontramos su punto álgido en la ventana periovulatoria, antes de la ovulación. Emocionalmente, podemos sentirnos más extrovertidas, con ganas de compartir, socializar.

- En cuanto a los andrógenos, como hemos visto, los mayores valores los encontramos cercanos al momento de la ovulación. Ello explica también el incremento de energía, la predisposición a la acción y más libido. También puede explicar que en dicho momento podamos ver aparecer algún granito.

Durante la fase lútea:

- Entra en escena la progesterona. Esta hormona también influye en la energía, el metabolismo y el estado de ánimo. Podemos sentirnos más cansadas y menos enérgicas, el organismo muestra menor sensibilidad a la insulina y, por tanto, no metaboliza tan fácilmente la glucosa; podemos sentir que nos cuesta más concentrarnos o mantenernos centradas en alguna tarea, e incluso podemos estar más somnolientas. Emocionalmente, podemos sentirnos más introspectivas.

Otras hormonas que nos influyen

Hay otras muchas hormonas que influyen en nuestro organismo, como has podido comprobar en el capítulo 2, en el que te presenté a esas hormonas y sus funciones principales. Además, no son exclusivas de la mujer, ya que también están presentes en el hombre, aunque algunas de ellas a niveles diferentes que en la mujer.

Como has visto, el eje gonadal, encargado del funcionamiento del ciclo menstrual y, por tanto, de la reproducción, nos aporta muchísima información. Sin embargo, también debemos tener en cuenta que es uno de los ejes que primero se ve afectado si hay algún tipo de alteración en otro sistema, porque la reproducción no es una urgencia para la supervivencia más inmediata.

> **Cuando nos ocurre algo y el organismo recibe esa información de alarma, comienza a adaptarse para poder optimizar la respuesta a la situación. En muchas ocasiones, esa respuesta afecta al ciclo menstrual, entre otros.**

Las hormonas tiroideas cumplen importantísimas funciones, entre las que encontramos:

- Estimulan el metabolismo.
- Favorecen el movimiento intestinal y, por tanto, cuando tenemos alguna alteración tiroidea, podemos sentir síntomas del sistema digestivo, como diarrea o estreñimiento.

- Potencian la reserción y formación ósea.
- Promueven la síntesis de colesterol y también participan en su degradación.
- Favorecen la síntesis de proteínas estructurales.
- Aumentan la sensibilidad a las catecolaminas.
- Influyen positivamente en la salud cardiovascular.
- Aumentan el consumo de oxígeno y favorecen la producción de calor.
- Influyen en el correcto desarrollo esquelético y neuronal del feto durante el embarazo.

Estas son algunas de las funciones de las que se encargan las hormonas tiroideas, es decir, tiroxina (T4) y triyodotironina (T3). Pero, además de estas, está **la triyodotironina reversa** (T3 reversa), que se considera un metabolito antitiroideo. Sin embargo, esto no es del todo negativo, ya que cumple una función muy importante.

Como has visto hasta ahora, el organismo es una red de mecanismos complicados que se relacionan entre sí para que todo funcione de forma óptima. Si algo falla o el organismo recibe el aviso de que nos encontramos en determinadas circunstancias (como, por ejemplo, si estamos atravesando algún tipo de proceso infeccioso o estamos en situación de baja disponibilidad energética), va a utilizar ciertos mecanismos que tiene a su disposición para poder adaptarse a la situación. Lo que viene siendo encender el «modo ahorro» para poder gestionar la energía disponible de la forma más eficiente en la situación presente.

Uno de esos mecanismos disponibles es el aumento de la presencia de T3 reversa. Cuando esta hormona está en mayor cantidad, va a inhibir la actividad tiroidea, ya que el organismo necesita adaptarse a la situación y gestionar de la forma más eficiente el uso energético, y la correcta función tiroidea conlleva una inversión energética elevada, igual que mantener los ciclos menstruales.

En relación con la función tiroidea, las alteraciones más comunes son el hipotiroidismo y el hipertiroidismo.

> **El hipotiroidismo es un cuadro clínico en el que la glándula tiroidea sintetiza menos hormonas de las necesarias. Mientras que en el hipertiroidismo ocurre lo inverso, la glándula tiroidea está sintetizando más hormonas de las necesarias.**

De forma que, en caso de hipotiroidismo, el organismo aumenta la síntesis de TSH para intentar sobreestimular a la glándula tiroidea y mejorar la síntesis de hormonas tiroideas. En cambio, en caso de hipertiroidismo, vamos a ver valores de TSH muy bajos porque el organismo intenta frenar la síntesis de hormonas tiroideas.

Además, pueden ser de etiología autoinmune, como ocurre en el caso de la tiroiditis o hipotiroidismo de Hashimoto (que como indica el nombre nos genera una situación de hipotiroidismo o menor función de la glándula tiroidea) y en la enfermedad de Graves-Basedow (que nos genera una situación de hipertiroidismo o un aumento de la función de la glándula tiroidea). Estas alteraciones autoinmunes se caracterizan por la presencia de anticuerpos tiroideos que el organismo se encarga de secretar. Esto implica un fallo en la detección de las células de la glándula tiroides como algo externo al organismo; no las reconoce como propias. Al reconocerlas como algo extraño, ajeno al organismo, se genera una reacción del sistema inmunitario para poder atacar a dichas células, pues busca destruirlas. Esto implica que, a mayor reacción del sistema inmunitario, mayor presencia de anticuerpos durante más tiempo, así que se va a producir un ataque a la glándula tiroidea y esta va a ir perdiendo funcionalidad.

Por ello es muy importante que, en estos casos, además de trabajar sobre la mejora de la función tiroidea, también se trabaje en reducir la reacción del sistema inmunitario y así poder disminuir la presencia de anticuerpos tiroideos. Un poco más adelante, profundizo sobre ello, pero antes, **es muy importante que conozcas la sintomatología típica que podemos encontrarnos en caso de hipotiroidismo e hipertiroidismo.**

- **Sintomatología asociada al hipotiroidismo:**
  - ✔ Cansancio o fatiga inexplicable
  - ✔ Caída del cabello
  - ✔ Piel deshidratada, apagada, seca, mayor aparición de arrugas
  - ✔ Menor presión arterial y menos pulsaciones
  - ✔ Estreñimiento
  - ✔ Inflamación
  - ✔ Afectación al estado de ánimo
  - ✔ Mayor sensibilidad al frío
  - ✔ Manos y pies fríos
  - ✔ Debilidad muscular
  - ✔ Niebla mental
  - ✔ Alteración de la composición corporal: aumento de la masa grasa, menor masa muscular, etc.
  - ✔ Alteraciones menstruales: amenorrea, oligomenorrea, menstruaciones ligeras o abundantes, mayor presencia de sintomatología premenstrual, ciclos anovulatorios, etc.
  - ✔ Puede incidir en el correcto curso del embarazo; por ejemplo, se asocia con el aumento del riesgo de aborto.

- **Sintomatología asociada al hipertiroidismo:**
  - ✔ Nerviosismo
  - ✔ Cansancio

- ✔ Caída del cabello
- ✔ Piel deshidratada, apagada, seca, mayor aparición de arrugas
- ✔ Mayor presión arterial y más pulsaciones, e incluso pueden darse taquicardias
- ✔ Diarrea
- ✔ Inflamación
- ✔ Afectación al estado de ánimo
- ✔ Intolerancia al calor
- ✔ Oftalmopatía
- ✔ Aumento de la sed
- ✔ Debilidad muscular
- ✔ Bocio
- ✔ Niebla mental
- ✔ Alteración de la composición corporal: disminución de la masa grasa, menor masa muscular, etc.
- ✔ Alteraciones menstruales: amenorrea, oligomenorrea, menstruaciones ligeras o abundantes, mayor presencia de sintomatología premenstrual, ciclos anovulatorios, etc.

Si te has fijado en la sintomatología, tanto el hipotiroidismo como el hipertiroidismo pueden afectar al estado anímico. Por tanto, encontramos aumento del riesgo de desarrollar alteraciones relacionadas con la ansiedad, la depresión y otros trastornos psicológicos. Por ejemplo, el hipotiroidismo subclínico se ha asociado con el aumento del riesgo de desarrollar depresión. Además, **estos cambios en el estado anímico también pueden ser causa de alteraciones autoinmunes.**

Así pues, es importante que lo tengamos en cuenta, sobre todo para recibir un abordaje y un tratamiento correctos. Como hemos visto, la alteración tiroidea puede afectar al ánimo, por lo que es fundamental que se lleve a cabo un correcto diagnóstico diferencial que identifique el momento de comienzo de la alteración y así se pueda establecer el tratamiento adecuado. Sin embargo, estos trastornos no solo son consecuencia de la propia alteración tiroidea, sino que ambas alteraciones pueden convivir.

Ese aumento del riesgo de depresión viene explicado por la propia alteración hormonal, sus consecuencias en diferentes ámbitos y el impacto de la sintomatología en la calidad de vida.

En relación con el hipertiroidismo, encontramos información similar, ya que las pacientes que recibían el diagnóstico de hipertiroidismo tenían mayor riesgo de ser diagnosticadas con depresión.

¿Y cómo puedo saber que mi función tiroidea es correcta? Lo primero de todo es que no haya sintomatología o signos que nos avisen de lo contrario, por lo que si no está presente ninguno de los que hemos comentado son muy buenas noticias.

Además de tener en cuenta la sintomatología, podemos ayudarnos de una analítica hormonal (y obviamente consultar dicha sintomatología con un médico). En ella, nos interesa incluir ciertos valores y sus rangos, como veremos más adelante. Pero debemos valorar que esta prueba complementaria nos ofrece una imagen del momento en el que se toma la muestra de sangre, por lo que lo principal será obtener los datos del contexto (si ibas en ayunas, si has dormido bien, si tienes más carga de trabajo últimamente, en qué momento del ciclo te encontrabas, etc.). Te dejo los valores y los rangos óptimos:

- TSH (0,8-1 a 2,5 mUI/ml)
- T4 libre (1 a 1,5 ng/ml)
- T3 libre (2,5 a 4)
- Anticuerpos anti TPO (deben ser indetectables)
- Anticuerpos anti Tg (deben ser indetectables)

Más allá de estos valores, nos interesará incluir la determinación de vitaminas y minerales en la analítica, para tener una visión más completa.

> Recuerda que, si alguno de los valores sale alterado en tu analítica, es una foto de ese momento y no podemos extrapolarla. Recomendaremos repetir la analítica en unos dos meses para ver si ese dato sigue alterado o ha sido puntual. Todo ello, por supuesto, debes consultarlo con un médico.

Además, algunos de estos rangos dependen de factores como la edad, la etapa vital en la que te encuentres. Por ejemplo, durante el segundo y tercer trimestre de embarazo el valor máximo de TSH recomendado es 3.

Como hemos visto, las hormonas sintetizadas por las glándulas suprarrenales también influyen en el ciclo menstrual, además de afectar al universo emocional. Principalmente, estas hormonas se ven incrementadas como respuesta a factores estresantes, por lo que son esenciales para que podamos responder a las situaciones que se vayan presentando.

> El cortisol tiene muy mala fama, pero la realidad es que sin él moriríamos. Esto nos ayuda a entender que ninguna hormona por sí sola es buena o mala, sino que es

> **necesaria, pero en su justa medida.
> Los problemas comienzan cuando
> tenemos mucha presencia de cortisol
> o cuando tenemos muy poca.**

Ya te presenté en el capítulo 2 a las principales hormonas adrenales, pero ahora te voy a hablar con más detalle específicamente de los glucocorticoides, los andrógenos y las catecolaminas.

Los glucocorticoides son un grupo de hormonas que engloban el cortisol, la famosa hormona del estrés (quizás la más conocida), la corticosterona y la cortisona. La síntesis de estas hormonas es una de las formas de la que dispone el organismo para responder a factores estresantes. Cumplen las siguientes funciones:

- **Estimulan la liberación de glucosa e inhiben la acción de la insulina:** En el cuidado del metabolismo de la glucosa, no solo importa lo que comemos, sino también otros factores del contexto, como dormir las horas que necesites, trabajar en la gestión del estrés, etc.
- **Estimulan la lipólisis en el tejido adiposo**, y aumentan la liberación de ácidos grasos.
- **Influyen en el sistema inmunitario**, por ejemplo, reduciendo el número de linfocitos.

- **Estimulan la hematopoyesis.**
- **Estimulan la síntesis de proteínas en el hígado.**
- **Reducen la captación periférica de glucosa** en los músculos y en el tejido graso.
- **Disminuyen la síntesis proteica de los músculos y aumentan la liberación de lactato.**
- **Favorecen la pérdida de colágeno** al inhibir la función de los fibroblastos.

> **Con estas funciones podemos ver que lo que se busca es que el organismo disponga de energía de forma rápida para poder hacer frente a esos factores estresantes.**

Sin embargo, no todo tipo de estrés tiene las mismas repercusiones en el organismo. Mientras que una situación o un factor estresante agudo o puntual promueve la adaptación del organismo, el estrés crónico o mantenido en el tiempo va a producir daño en el organismo en diferentes ámbitos. Esto afecta al sistema inmunitario, al cardiovascular, al neurológico y endocrino, etc.

El cortisol presenta un ritmo circadiano. Esto quiere decir que la mayor síntesis de cortisol se da antes de despertar. Además, ese pico de cortisol facilita que nos podamos despertar y demos comienzo a nuestra jornada.

A medida que avanza el día, la síntesis de cortisol va disminuyendo, hasta el pico más bajo, que es el momento de ir a dormir, cuando se da el aumento de la síntesis de melatonina, que es la hormona que nos ayuda a conciliar el sueño.

Este ritmo de secreción podemos encontrarlo alterado. Además, actualmente es muy habitual (que no normal) que sea así. Hay diversos factores que no nos ayudan a que haya una buena síntesis de cortisol y melatonina: estrés laboral, económico y social, ritmo de vida actual, falta de descanso, alimentación proinflamatoria y déficits nutricionales, falta de actividad física, etc. Un poco más adelante, te dejo algunos aspectos que podemos modificar de diferentes ámbitos del estilo de vida para cuidar las hormonas.

El cortisol elevado puede dar lugar a la siguiente sintomatología:

- Problemas de concentración.
- Debilidad muscular.
- Acné.
- Cambios en la composición corporal.
- Irritabilidad.
- Tensión arterial elevada.
- Cambios dermatológicos: estrías, piel más fina, dificultad para cicatrizar, enrojecimiento facial….

- Dolor de cabeza.
- Alteraciones del ciclo menstrual.

> **Ante situaciones estresantes o temporadas de mayor estrés, podemos ver que la duración de la fase lútea es menor en tiempo o en calidad, debido a la menor presencia de progesterona. (Recuerda que podemos ver la duración y calidad de la fase lútea a través del registro de la temperatura basal). El cortisol y la progesterona comparten un precursor común: la pregnanolona. Por lo que, a mayor síntesis de cortisol, menor síntesis de progesterona vamos a tener.**

Además, si los niveles elevados de cortisol se mantienen de forma crónica durante largos períodos de tiempo, se relacionan con ansiedad, depresión, dolor de cabeza y muscular, problemas relacionados con el sueño, problemas digestivos…

La insuficiente presencia de cortisol también da lugar a sintomatología:

- Diarrea.
- Tensión arterial baja.
- Cansancio.

- Debilidad muscular.
- Deshidratación.
- Glucemia baja.
- Menor apetito, náuseas e incluso vómitos.
- Cambios en la composición corporal.
- Dolor articular y muscular.
- Alteraciones de la pigmentación.
- Menor libido y alteraciones menstruales.

> **Todos estos síntomas no son exclusivos de estas situaciones, sino que podemos encontrarlos en muchas otras, por lo que es muy importante que en el caso de que estén presentes acudas al médico y te realice un diagnóstico diferencial correcto para comprobar a qué se deben.**

Además de los glucocorticoides, tenemos a **los andrógenos**. En las glándulas suprarrenales, **el andrógeno que tenemos más presente es el DHEA**. El 90 % del andrógeno se sintetiza en las glándulas suprarrenales, y solo un 10 % en los ovarios. Esta síntesis también presenta un ritmo circadiano.

Otros andrógenos son la androstendiona, que sirve como precursor de la síntesis de otros andrógenos y estrógenos, como la testosterona. Quizás esta última sea la hormona masculina por excelencia, aunque no está limitada a los hombres; como has visto, las mujeres también la necesitamos. La testosterona es el andrógeno más potente y se sintetiza mayoritariamente en los ovarios. Esto quiere decir que la síntesis de la testosterona se ve influida por el momento del ciclo, la etapa vital y otras posibles alteraciones presentes, como el síndrome de ovarios poliquísticos (SOP), situación en la que podemos encontrar una elevación de la presencia de andrógenos.

Los andrógenos elevados pueden dar lugar a los siguientes síntomas:

- Hirsutismo (es el crecimiento de vello en zona típicamente masculinas, como en la barbilla, el mentón, la espalda, alrededor de los pezones, etc.).
- Acné.
- Alteraciones del ciclo menstrual (anovulación, ciclos irregulares, amenorrea…).
- Cambios en la composición corporal.
- Disminución del tamaño mamario.
- Piel grasa.

Por último, están las catecolaminas. Cumplen un importante rol en el sistema nervioso central y funcionan como neurotransmisores. Estas engloban la noradrenalina, la adrenalina y la dopamina. Vamos a ver el rol de cada una de ellas:

- **La noradrenalina:** Se libera en respuesta al estrés y cuando la presión arterial está baja, por lo que su principal rol es responder a los eventos estresantes y regular el estado de alerta. Nos ayuda a prepararnos para poder responder ante lo que requiera la situación. También influye, por tanto, en el estado de ánimo, la atención y la memoria.
- **La adrenalina:** Las situaciones ante las que se presenta su liberación son bastante parecidas a la anterior. Nos prepara para luchar o huir, según el contexto lo requiera, y provoca una respuesta fisiológica notable: aumento de la frecuencia cardíaca, incremento de la presión arterial, etc. Pero, cuando hay demasiada adrenalina presente, puede facilitar que se desencadenen trastornos de ansiedad o sintomatología ansiosa.
- **La dopamina:** Sus principales roles se relacionan con la motivación, el sistema de recompensa y la sensación de placer, ya que se libera cuando experimentamos una situación o un hecho satisfactorio. Además, también se la relaciona con el proceso de aprendizaje y la memoria. Sin embargo, el lado ne-

gativo es que también está implicada en los comportamientos adictivos (consumo de sustancias, juego…).

En el páncreas, encontramos dos hormonas encargadas del metabolismo de la glucosa, la insulina y el glucagón. Ambas hormonas tienen roles complementarios. **La insulina** se encarga de estimular la recaptación de la glucosa en los músculos y el tejido adiposo, además de promover la conversión de glucosa en glucógeno, con el fin de almacenarlo para cuando se requiera y necesite liberarse. También inhibe la producción de glucosa por parte del hígado. La secreción de esta hormona viene regulada por la concentración de glucosa que haya en sangre, por la presencia de otras hormonas gastrointestinales y pancreáticas (como el glucagón, del que hablaremos ahora) y por la implicación del sistema nervioso autónomo.

Por otro lado, **el glucagón** se encarga de que el hígado pueda liberar la glucosa que tiene almacenada. Su secreción también está regulada por la concentración de glucosa que haya en sangre.

> **La insulina actúa como llave para abrir la cerradura de la puerta (que son las células) para que estas puedan**

> **captar a la glucosa libre en sangre y que, por tanto, pueda almacenarse y utilizarse de forma correcta en las células.**

Podemos encontrar alteraciones del metabolismo de la glucosa, como la resistencia a la insulina (RI), la diabetes de tipo 1 y la diabetes de tipo 2. Primero vamos a hablar de la resistencia a la insulina y la diabetes de tipo 2, que es un *continuum* del proceso.

La resistencia a la insulina es una situación en la que las células musculares, del tejido adiposo y del hígado no responden correctamente a la insulina. Esto puede provocar que el organismo sobreestimule a las células beta pancreáticas para que secreten más insulina a modo de refuerzo, con el fin de que la glucosa en sangre pueda recaptarse. Esto recibe el nombre de «hiperinsulinemia compensatoria». Si dicha situación no se trabaja y empora, da lugar al agotamiento de las células beta pancreáticas. Hay una menor liberación de insulina, que provoca niveles de glucosa elevados de forma mantenida, lo que ya sería una diabetes de tipo 2.

La resistencia a la insulina es una situación que forma parte del llamado síndrome metabólico, que va asociado a otras alteraciones, como dislipemia, hipertensión y el desarrollo de aterosclerosis.

> **La aterosclerosis es una situación en la que se forma una placa de ateroma (como consecuencia de la acumulación de grasas, tejido fibroso y células inflamatorias) que conduce al engrosamiento y endurecimiento de las arterias y que puede llegar a obstruirlas.**

Es decir, ambas situaciones, tanto la resistencia a la insulina como la diabetes de tipo 2 pueden evitarse, puesto que gran parte de los factores que conducen a ellas son componentes del estilo de vida modificables, como la alimentación, la práctica física, el sueño, la gestión emocional y del estrés…

En cuanto a los síntomas que pueden hacernos sospechar de resistencia a la insulina, encontramos los siguientes:

- Acantosis nigricans; con ello nos referimos a la aparición de zonas en las que la piel se oscurece (como el cuello, las axilas, las ingles…).
- Papilomas cutáneos o verrugas.
- Después de una comida rica en hidratos de carbono, puede experimentarse disminución de la energía, cansancio, mareos, dificultad para concentrarse, somnolencia, aparición de hambre poco tiempo después de haber comido, apetito por alimentos dul-

ces o ricos en hidratos de carbono de fácil absorción, pesadez…

- Hirsutismo.
- Acné.
- Tendencia a tensión arterial elevada.
- Alteraciones relacionadas con el ciclo menstrual (como ciclos irregulares, anovulación, amenorrea…).

> **En casos de síndrome de ovarios poliquísticos (SOP) podemos tener presente la resistencia a la insulina (RI). Se suele encontrar en los fenotipos de tipo metabólico. El SOP es una alteración endocrino-metabólica y, por tanto, su influencia y afectación no se reducen al ciclo.**

Por otro lado, tenemos **la diabetes de tipo 1**, que se debe a la destrucción de las células beta pancreáticas que conduce a la incapacidad para sintetizar insulina. Es una alteración autoinmune, puesto que es el propio organismo el que produce un ataque inmunitario dirigido a la destrucción de dichas células pancreáticas. Principalmente se da en niños y adolescentes, aunque puede producirse a cualquier edad.

La insulina, como os he comentado previamente, tiene un importante rol con respecto al sistema nervioso central (SNC). Ejerce un papel como neuromodulador. Participa en la regulación del desarrollo neuronal, en las conductas relacionadas con la ingesta alimentaria, en procesos cognitivos vinculados a la atención, el aprendizaje y la memoria.

En el sistema digestivo también encontramos otras hormonas que tienen una función importante. Para que podamos digerir los alimentos que comemos diariamente tienen lugar muchos procesos en los que ellas intervienen, además de otros aspectos de los que os voy a hablar.

La grelina es una hormona gastrointestinal, aunque la mayor parte se sintetiza en el estómago. Durante el ayuno, aumenta su valor, y disminuye después de que ingiramos alimentos. **Se encarga de estimular la motilidad gástrica y la secreción ácida del estómago para que la digestión pueda llevarse a cabo correctamente.** Por lo tanto, es una hormona con capacidad para activar el apetito. Sin embargo, su influencia no se queda ahí, sino que también interviene en la modulación de la actividad cardíaca, en el ritmo circadiano y en el metabolismo de los hidratos de carbono y las grasas.

Después tenemos a **la colecistoquinina**, que se sintetiza en el intestino, en concreto en el duodeno y el yeyuno. Se libera gracias a la ingestión de grasas y proteínas. **Se encarga de facilitar la contracción de la vesícula biliar, estimular la secreción de enzimas pancreáti-**

129

cas e inhibir el vaciamiento gástrico, por lo que se relaciona con la señal de saciedad a corto plazo.

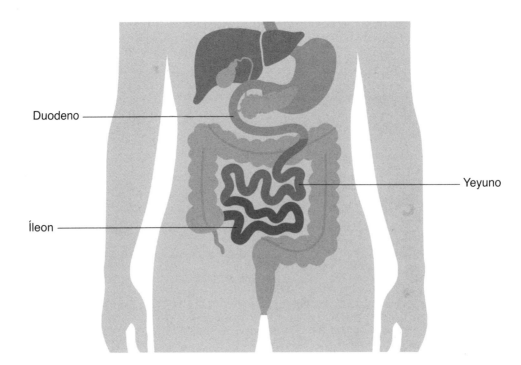

Duodeno
Íleon
Yeyuno

La secretina es una hormona producida también por el intestino, en concreto por el duodeno. Se libera cuando los alimentos pasan del estómago al intestino delgado parcialmente digeridos. **Se encarga de que el páncreas, el hígado y el estómago liberen diferentes sustancias**, como el bicarbonato para neutralizar la acidez y la bilis para facilitar la digestión de las grasas. Estas también participan en la correcta digestión de los alimentos.

La gastrina se libera después de las comidas en el estómago y **facilita que este pueda liberar jugo gástrico y estimula su motilidad.**

También en el intestino encontramos la síntesis de **la motilina, que se encarga de incrementar la motilidad gástrica e intestinal.** Esta hormona se sintetiza durante el ayuno y su síntesis viene estimulada por la acción del complejo motor migratorio (CMM).

> **Pero ¿qué es el complejo motor migratorio (CMM)? Es un sistema de barrido y limpieza del sistema digestivo. Es un patrón de contracción que tiene lugar desde el estómago hasta el intestino grueso y que se da durante los períodos de ayuno. Se encarga de mantener limpio el tubo digestivo de restos de alimentos y bacterias, e impedir que estas puedan sobrecrecerse.**

Todas estas hormonas son cruciales para que las digestiones puedan desarrollarse adecuadamente y se mantenga el correcto estado del sistema digestivo y la microbiota. Sin embargo, en este eje cerebro-intestino, asimismo, necesitamos resaltar la función del nervio vago. **También se conoce como «nervio craneal X» y es un nervio que tiene tanto funciones sensoriales como motoras,**

y que se extiende desde el cerebro hasta el abdomen, e inerva con diferentes órganos a los que influye (entre ellos, el estómago y el intestino). Su correcto estado es crucial para que el proceso digestivo pueda darse adecuadamente.

Por eso, lo que sucede en el sistema digestivo influye neurológicamente y, por tanto, puede afectar a la vivencia emocional, la atención, los procesos de aprendizaje... Y a la inversa. Lo que sucede emocional y psicológicamente va a influir en el sistema digestivo.

Te dejo una serie de **consejos para cuidar de las hormonas desde el estilo de vida**. Vamos a ir ámbito por ámbito:

Alimentación ·

- Incluye verduras en cada comida.
- Introduce diferentes colores a través de las verduras: cuanta más variedad mejor, pues así vas a potenciar diferentes vitaminas y minerales.
- Evita los ayunos prolongados: pueden favorecer la reducción de la ingesta energética y que podamos adentrarnos en una situación de baja disponibilidad energética. Aunque sí nos interesa el ayuno nocturno y dejar descansos entre comidas para favorecer el correcto funcionamiento del complejo motor migratorio (CMM).

- Intercala el consumo de verduras cocinadas y verduras crudas.
- Incluye una fuente de grasa saludable en cada comida. Te dejo algunas ideas: aceite de oliva virgen extra (AOVE), aguacate, frutos secos naturales o tostados, semillas (mejor molidas para poder absorber los nutrientes), pescado azul pequeño (sardinas, anchoas, boquerones, trucha, caballa…), *ghee* (hay opciones de vaca y de cabra)…

> **¿Sabes lo que es el *ghee*? Es una mantequilla clarificada, fuente de grasas saludables (como omega 3, ácido linoleico y ácido butírico o butirato, que es un tipo de ácido graso de cadena corta que mejora el estado de las mucosas y la integridad de la barrera intestinal). Además, el *ghee* es fuente de diferentes vitaminas y minerales, como la vitamina A, E, K2, calcio, fósforo, entre otros. No contiene lactosa y favorece la absorción de las vitaminas solubles en grasa (las vitaminas liposolubles, que son la vitamina A, E, D y K).**

- Incluye una fuente de proteínas en cada comida: carnes no procesadas, pescados blancos y azules, moluscos, mariscos, huevos, lácteos, legumbres, tofu, tempeh…

☑ Evita las carnes procesadas: salchichas, hamburguesas, embutidos, etc. Si miras los ingredientes de estos productos, te vas a encontrar con una larga lista. Intenta que su consumo sea muy esporádico y puntual.

☑ Huevos: fíjate que tengan el código 0 o 1; los huevos de código 0 son ecológicos, mientras que los de código 1 son camperos, en los que las gallinas están sueltas, durante el día pueden transitar por el exterior en el campo y disponen como mínimo de 4 metros cuadrados de superficie por gallina.

- Da prioridad al consumo de hidratos de carbono complejos: consume cereales completos o integrales y productos derivados de estos (pan, pasta, harinas); tubérculos como la patata, la batata y la yuca, y frutas.

☑ Si eres celíaca o presentas sensibilidad al gluten no celíaca y debes llevar una dieta libre de gluten, recuerda que eso no significa que reduzcas tu compra al pasillo «sin gluten» del supermercado. Gran parte de los productos que vamos a encontrar en esta área son muy pobres en cuanto a calidad nutricional. Por ejemplo, en el caso de los panes, suelen basarse en harinas de arroz o maíz e incluir muchísimos aceites vegetales refinados ricos en omega 6, lo que promueve la inflamación sistémica. Si buscas un pan sin gluten, asegúrate de que sea de calidad, que se base en harinas de cereales libres de gluten (como el trigo sarraceno o teff), que emplee el uso de aceite de oliva virgen extra (AOVE), agua, levadura y sal. También puede incluir otras fibras (como el *psyllium*), vinagre de manzana, además de otros ingredientes.

✔ Muchos otros alimentos son libres de gluten de manera natural: carnes, pescados, huevos, mariscos, moluscos, legumbres, verduras y frutas, semillas, frutos secos, lácteos, aceites...

- Potencia el consumo de ácidos grasos omega 3: la mejor fuente es el pescado azul (mejor las opciones pequeñas, ya que así evitamos la exposición a dosis muy elevadas de mercurio, ya que el pescado azul, al tener más contenido de grasa, tiene mayor capacidad de retener mercurio), pero ojo:

✔ Si no llegas a las 3-4 raciones de pescado azul a la semana, vas a necesitar suplementar omega 3.

✔ En alimentación vegana, vegetariana u ovolactovegetariana es imprescindible suplementar (siempre después de consultarlo con un nutricionista o dietista especializado en ello).

✔ Además del pescado azul, otras fuentes de omega 3 son las nueces castellanas, las semillas de lino o la chía. (Para aprovechar mucho más las propiedades de las semillas y favorecer la absorción de sus nutrientes, recuerda que es mejor hidratarlas o molerlas previamente a consumirlas).

- Potencia el consumo de alimentos ricos en selenio: las nueces de Brasil son el alimento más rico en selenio (2-3 nueces al día te aportan la ingesta recomendada diaria); también lo encuentras en moluscos, mariscos…
- Potencia el consumo de alimentos ricos en zinc: semillas de calabaza, ostras, almejas, moluscos, carnes, pescados, legumbres…
- Potencia el consumo de antioxidantes:

  ✔ Como la vitamina A: la encuentras en verduras y frutas de color naranja, rojo y amarillo (zanahoria, calabaza, papaya, fresa, pimiento, tomate…) y en las vísceras.

  ✔ Como la vitamina E: AOVE, aguacate, frutos secos naturales o tostados, semillas…

  ✔ Como la vitamina C: naranja, limón, piña, kiwi, fresa, frutos rojos, pimiento, perejil…

  ✔ Como los polifenoles: uvas, granada, cebolla, lombarda, frambuesa, arándano, remolacha…

- Potencia el consumo de triptófano (un aminoácido precursor de la serotonina): plátano, patata, piña, aguacate, pollo, pavo, semillas de sésamo, semillas de calabaza, queso, garbanzos, lentejas, avena…
- Potencia el consumo de alimentos ricos en magnesio: cacao, almendras, garbanzos, guisantes, pistachos, nueces, semillas de calabaza, semillas de sésamo, semillas de girasol…
- Intenta incluir el consumo de crucíferas unas 2-3 veces a la semana: brócoli, coliflor, rúcula, kale, col, lombarda, rabanitos, repollo, col rizada, hojas de mostaza, grelo, nabo, coles de Bruselas…
  - ✔ Si tienes hipotiroidismo debes tener ciertos aspectos en cuenta respecto al consumo de crucíferas, sobre todo si estás con medicación.
  - ✔ Si es tu caso, prioriza el consumo de crucíferas cocinadas y evita el agua de cocción. Vigila el consumo de elevadas cantidades de crucíferas crudas, ya que contienen antinutrientes, como los tioglucósidos, que actúan como sustancias bociógenas, lo que significa que impiden la formación de hormonas tiroideas y ello puede interferir con la absorción de la medicación tiroidea.
  - ✔ Sin embargo, esto no quiere decir que tengas que dejar de consumirlas, para nada. Además,

las crucíferas nos interesan por otras de sus propiedades, como el aporte de glucosinolatos que se metabolizan en sulforafano e indol-3-carbinol, que son sustancias que tienen efectos antiinflamatorios, antioxidantes y, además, benefician y apoyan la función hepática.

- Incluye el consumo de probióticos: yogur, kéfir, kombucha, kéfir de agua...
  - ✔ Todo lo que impacta al estado y a la composición de la microbiota intestinal influye neurológicamente, como ya hemos visto.
  - ✔ A la microbiota intestinal se la ha llegado a denominar «el segundo cerebro». Ello se debe a la cantidad de neuronas que encontramos allí y a su capacidad para influir neurológicamente, a través de diferentes vías. Una de ellas es su capacidad para la producción de distintos neurotransmisores, como la serotonina y la dopamina, entre otros muchos. Ya tenemos evidencia sobre cómo algunas cepas influyen en ello, por ejemplo, la cepa *bifidobacterium infantis*, que se relaciona con el aumento de la producción de triptófano, GABA y serotonina, lo que puede ayudar al abordaje de ciertos trastornos depresivos y de ansiedad.

Las cepas *lactobacillus rhamnosus* y *bifidobacterium longum* se relacionan con la disminución de la producción de hormonas del estrés (como el cortisol, la adrenalina, etc.).

- Incluye el consumo de prebióticos: alcachofa, cebolla, puerro, jengibre, canela, manzana, espárragos y fuentes de almidón resistente (como la patata y el arroz si lo cocinas y los enfrías en el frigorífico durante un mínimo de 24 horas).

Por lo que apoyar el estado de la microbiota ayuda a:

- Regular el metabolismo y la producción de diferentes neurotransmisores.
- Beneficiar el estado del sistema digestivo, favoreciendo la producción de ácidos grasos de cadena corta (como el butirato o ácido butírico).
- Reducir el estrés oxidativo, tanto en el ámbito digestivo como neurológico.
- Apoya el estado del sistema inmunitario, fomentando la producción de citoquinas antiinflamatorias y reduciendo las citoquinas proinflamatorias.
- Todo ello ayuda a favorecer el estado neurológico, y disminuye la neurodegeneración.

Ejercicio físico

- Mantente activa en tu día a día, evita el sedentarismo. Una buena recomendación para ello es dar 10.000 pasos al día, aunque dependiendo del caso la recomendación puede variar. (Recuerda que las recomendaciones que te dejo aquí son generales y puede que en tu caso sea diferente).

- Incluye la práctica de ejercicio de fuerza de intensidad moderada, ya que va a ayudarte a mantener una buena presencia de masa muscular y a cuidar de la salud ósea, que es un seguro para la salud, tanto en la etapa vital actual como en las siguientes. Va a ayudar y apoyar a la salud cardiovascular, metabólica, ósea, neurológica, endocrina, etc.

- La práctica de ejercicio físico nos ayuda a reducir el riesgo de enfermedades cardiovasculares y alteraciones como la diabetes.

- También beneficia el sueño.

- Nos ayuda a generar endorfinas y serotonina, que van a ayudarnos a relajarnos y a mejorar el estado de ánimo, y a disminuir la síntesis de las hormonas relacionadas con el estrés.

- Beneficia la memoria.

Sueño ....

- Cuida tu descanso nocturno. Pregúntate cómo es tu «ritual nocturno» actual (qué haces las horas previas a irte a la cama), para ver si necesitas introducir alguna modificación que te ayude a mejorarlo.
- Duerme mínimo unas siete u ocho horas; algunas personas pueden necesitar menos tiempo de sueño y otras más, aunque este es el promedio.
- Además del tiempo, es muy importante que el sueño sea de calidad. Es decir, que no te cueste conciliar el sueño, que no haya interrupciones o despertares a lo largo de la noche, que no haya pesadillas de forma recurrente, que al despertar te sientas descansada y con energía...
- La calidad de la síntesis de melatonina depende de lo que hagas durante todo el día, así que intenta:
  - ✔ Exponerte a la luz solar a primera hora de la mañana. (Además, disfrutar del amanecer es todo un regalo y una magnífica forma de empezar el día).
  - ✔ Evita el uso excesivo de pantallas de luz azul. La gran mayoría de dispositivos te dan la opción de utilizar filtros de luz amarilla o roja.
  - ✔ Evita el uso de luces azules o frías en casa, mejor elige bombillas cálidas. Son mucho más

respetuosas con la síntesis de melatonina, e incluso tienes las opciones de luz roja.

✔ Puedes incluir actividades al final de la tarde que te ayuden a disminuir la actividad y la activación de tu sistema nervioso, como meditación, prácticas de respiración consciente, dar un paseo disfrutando del atardecer, darte una ducha de agua templada o caliente...

Gestión emocional y del estrés · · · · · · · · · · · · · · · ·

- Date espacio para poder conocer tus emociones, saber por qué se están dando y acogerlas, aunque la vivencia pueda ser desagradable.
- Medita. Puedes practicar meditación de muchas formas: en silencio sin guía atendiendo a la respiración, con meditación guiada (tienes muchísimas opciones, si buscas en internet o en aplicaciones como Insight Timer), en movimiento...
- Practica respiraciones conscientes, pues esto te ayuda a anclarte en el momento presente.
- La práctica de ejercicio físico, el cuidado de tu alimentación y respetar tu descanso nocturno también se van a reflejar en este ámbito.
- Si necesitas ayuda, pídela; los psicólogos y psiquiatras están ahí para echarte una mano.

- Revisa tu contexto y localiza tus fuentes de estrés. Es un paso crucial para poder valorar qué necesitas trabajar o qué decisiones debes tomar respecto a cada una de esas fuentes.
- No necesitas ni debes llegar a todo. Ya eres una *superwoman* tal como eres, no necesitas demostrar nada. Intenta decir más la palabra «no»; es muy importante que pongas límites para cuidar de ti misma. Es fantástico que cuides de los demás, pero recuerda que, si lo das todo por otros, seguramente te estás dejando a ti por el camino. Lo primero en tu vida eres tú: si no te encuentras bien y no cubres tus necesidades, va a haber muy pocas personas que lo hagan por ti. Priorizarnos a nosotras y a nuestro bienestar parece últimamente un producto de lujo al que tienen acceso muy pocas personas, y para nada debería de ser así. Quien tiene parte de la llave para cambiar la situación eres tú. Comienza con cambios fáciles, revisa si te estás ocupando de pequeñas cosas que podrías delegar o de las que no debes ocuparte, comienza a decir que no. Reserva momentos para ti en los que puedas darte lo que necesitas y hacer lo que quieras.
- Una pequeña acción que nos beneficia muchísimo y que nos ocupa muy poco tiempo es la práctica de la gratitud diaria. Es decir, cada noche,

al terminar el día, puedes preguntarte por pequeñas cosas o vivencias de ese día por las que dar las gracias. Por ejemplo, puedes agradecer haber disfrutado del amanecer, haberte tomado un café con una amiga, haber cenado con tu pareja y haberos dedicado tiempo de calidad juntos…

- No eres la única que te encuentras en este punto (sea la etapa que sea o ante el diagnóstico que sea). Puede que te preguntes: «Vale, pero bueno, ¿en qué puede ayudarme saber que no soy la única que me encuentro en esta situación?». Pues en lo primero es en darnos cuenta de que no estamos solas y de que hay otras muchas mujeres con las que compartir la vivencia y sentirnos escuchadas y comprendidas. O lo que es lo mismo: hacer tribu. Contar con una comunidad de sostén y apoyo. Necesitamos compartir con otras personas que se encuentren en la misma etapa o situación. Por ello, durante las diferentes fases vitales, hacemos mucho hincapié en poder compartir espacios con otras mujeres para hacer tribu. Hay grupos de mujeres que están transitando juntas el embarazo, el posparto, la llegada de la menopausia, mujeres que han recibido un diagnóstico… Y podemos encontrar muchas opciones:

☑ Acudir a centros especializados en el acompañamiento del embarazo (por ejemplo, clases dirigidas de pilates para embarazadas).

☑ Acudir a asociaciones específicas para el momento en el que te encuentres o relacionadas con el diagnóstico recibido (por ejemplo, asociaciones sobre infertilidad, asociaciones sobre endometriosis…), ya sean presenciales o en línea.

Disruptores endocrinos ·

Este tema es muy delicado y da para hablar largo y tendido. Estos disruptores endocrinos son sustancias que alteran la biosíntesis hormonal y que tienen efecto acumulativo. Pueden actuar de diversas formas: imitando, bloqueando o interfiriendo en la acción hormonal endógena. Pero me voy a basar en dejaros algunas recomendaciones básicas para comenzar a disminuir vuestra exposición a ellos:

- La exposición cero actualmente es imposible, ya que parte de la responsabilidad depende de nosotras, pero otra gran parte no. Así que no te pongas como meta eliminar la exposición. El objetivo es reducir la exposición, en la medida de lo posible.
- Elimina el tabaco (si es que está presente) y el consumo de vapers, cigarrillos electrónicos.

- Evita el uso de ambientadores, suavizantes, velas perfumadas (a no ser que estén perfumadas con aceites esenciales), perfumes...
- Quítate los zapatos al entrar en casa, puedes andar descalza o tener unos zapatos que solo utilices allí.
- Cuida la ventilación dentro de casa abriendo las ventanas diariamente unas dos o tres veces al día. Y si vives en la ciudad, con todo lo que ello conlleva, evita hacerlo durante las horas de más actividad y en las que haya más tráfico.
- Evita el consumo de pescados azules grandes (ya sabes, cuanto más grandes, mayor capacidad para retener mercurio): pez espada, atún rojo, emperador, lucio...
- Evita el consumo de alimentos enlatados, mejor opta por las conservas en vidrio.
- Al elegir las sartenes y ollas, escoge aquellas que no incluyan teflón, PFOA y PTFE.
- Si no tienes plantas en casa, es buena idea añadir algunas, ya que pueden ayudarte a depurar el aire. Por ejemplo: suculentas, drácenas, ficus, potos, cintas, arecas, espatifilos...
- Evita el uso de papel de aluminio y film transparente para conservar los alimentos. Como alternativa puedes usar papel de cera de abeja, el cual puede reutilizarse.

- Evita el uso de táperes de plástico y, poco a poco, reemplázalos por opciones de vidrio.

Etapas no normativas dentro de este periodo (embarazo, lactancia y posparto)

Como ya os he ido adelantando a lo largo del libro, en la vida podemos atravesar otras etapas no normativas, es decir, que no todas vamos a vivirlas. Se trata del embarazo, la lactancia y el posparto. A continuación, os voy a hablar de forma resumida sobre ellas, y haré hincapié en los cambios hormonales que vivimos en cada una de ellas.

Y también os voy a hablar de la toma o uso de anticonceptivos hormonales y de cómo pueden influirnos (aunque no sea una etapa como tal).

Embarazo

Durante esta etapa el cuerpo vivencia muchísimos cambios, entre ellos los hormonales. **Nunca antes el cuerpo ha soportado niveles hormonales tan elevados de estrógeno, progesterona, además de otras hormonas que entran en escena durante esta etapa.** La elevación del estrógeno y la progesterona es necesaria para el correcto curso y desarrollo del embarazo. En cuanto a los andrógenos, también aumenta el valor de testosterona total, por lo que algunas mujeres durante el embarazo pueden observar la aparición de granitos, aunque no se va a dar en todos los casos.

Otras hormonas implicadas son:

- **Prolactina:** También se eleva durante el embarazo, ya que se encarga de estimular el desarrollo mamario y la producción de leche materna. Los niveles elevados de estrógenos estimulan la producción de prolactina. Esta hormona no solo aumenta durante el embarazo y lactancia, sino que también puede incrementarse como consecuencia de ciertos factores (estrés crónico, baja disponibilidad energética, ciertos déficits nutricionales, como consecuencia de la toma de ciertos medicamentos, por la presencia de alteraciones estructurales…), y su elevación de forma mantenida puede reflejarse en el ciclo menstrual y afectarlo (y ocasionar amenorrea, oligomenorrea…).

- **Gonadotropina coriónica humana (hCG):** Se encarga de mantener el cuerpo lúteo durante las primeras semanas del embarazo para que continúe con la síntesis de progesterona hasta que la placenta pueda tomar las riendas de ello (cosa que se da en torno a la semana 10-12 de gestación). Además, participa en la correcta diferenciación celular, promueve la angiogénesis de la vasculatura uterina y modula el medioambiente uterino, con el fin de prepararlo para la implantación; actúa sobre el sistema inmunitario materno, estimula el crecimiento uterino promoviendo el correcto desarrollo de los órganos fetales, suprime las contracciones miometriales, crecimiento y diferenciación del cordón umbilical.

- **Lactógeno placentario humano (hPL):** Es una hormona que ayuda a proporcionar los nutrientes necesarios para el correcto desarrollo fetal.

- **Relaxina:** Es una hormona, sintetizada primero por el cuerpo lúteo y luego por la placenta, que se encarga de incrementar la flexibilidad de las articulaciones pélvicas. Durante el parto, también ayuda a la dilatación del cuello uterino. Aumenta progresivamente durante el embarazo y alcanza su pico máximo en torno a la semana 14 y en el momento del parto.

- **Hormona del crecimiento placentario:** Se detecta en la circulación materna a partir de la semana 6 de gestación y favorece el paso de nutrientes a través de la placenta.

Además de ello, durante el embarazo, gracias a todas estas hormonas que entran en escena y a otras que elevan muchísimo sus niveles (concretamente hablamos del lactógeno placentario humano, los estrógenos y la progesterona y también el cortisol), se produce un cambio en la insulina, y disminuye su efecto. Es un proceso fisiológico totalmente natural en el embarazo, ya que es la forma que tiene y ha desarrollado el organismo a lo largo de la evolución para asegurar la disponibilidad de glucosa y muchos otros nutrientes para que la placenta pueda transportarlos hasta el bebé. Tiene muchísimo sentido biológico, pues nuestras antecesoras no tenían acceso inmediato a la comida de forma constante, como ahora. Dependían de la recolección y la caza, por lo que el organismo ha buscado la forma, a través de este mecanismo fisiológico, de facilitar la viabilidad y el correcto curso de la gestación priorizando la llegada de nutrientes al bebé. Este aspecto no debe ocasionar ningún problema, pero hay que tenerlo en cuenta para evitar que pueda llegar a desarrollarse una diabetes gestacional, con todos los riesgos y complicaciones que puede acarrear, tanto para la madre como para el bebé. Se deben tener en cuenta medidas en diferentes ámbitos para trabajar en ello, desde la alimentación, el ejercicio, el sueño, el descanso, la gestión emocional y del estrés, la suplementación hasta incluso llegar a requerir medidas farmacológicas.

Además, **neurológica y conductualmente, el embarazo también produce ciertas modificaciones que buscan cubrir todas las necesidades del bebé**. Los recién nacidos dependen completamente de los cuidados para poder sobrevivir y desarrollarse de manera correcta. Estas modificaciones se dan tanto durante el embarazo como durante la lactancia y el posparto. Así, neurológicamente, estos cambios producen activación del circuito mesolímbico y mesocortical dopaminérgico, también conocido como «circuito del placer», pues recuerda que la dopamina es un neurotransmisor relacionado con el placer. Del mismo modo, se produce la activación del circuito de alerta y del circuito de regulación emocional.

Estos circuitos son redes de conexión neuronales entre diferentes estructuras del cerebro. El primero favorece que el bebé sea el mayor estímulo presente para la madre; el segundo se encarga de facilitar el estado de alerta para poder detectar estímulos emocionalmente importantes, y el tercero regula el estado de alerta. Es decir, el objetivo de todos estos circuitos es atender todas las necesidades del bebé, asegurar su seguridad y poder regular la respuesta materna, su propio universo emocional. Todo esto facilita la interacción entre madre y bebé, por lo que el procesamiento de la información va a ser diferente. También disminuye de tamaño la sustancia gris cerebral, lo cual se relaciona con el aumento de la poda sináptica y la mielinización axónica, procesos que indican una maduración neurocognitiva. Esta disminución del volumen continúa después del parto y persiste durante al menos dos años después.

> **La poda sináptica hace referencia al proceso a través del cual se eliminan conexiones entre neuronas que ya no se necesitan o que son más débiles.**

Es un proceso crucial que nos acompaña a lo largo de toda la vida. Facilita el correcto desarrollo cerebral y optimiza la comunicación neuronal. Su punto más elevado se da durante la adolescencia, y hay otro repunte durante el embarazo y el posparto.

> **La mielinización axónica es un proceso a través del cual se recubre una de las partes neuronales, los axones, con mielina, una sustancia que se encarga de proteger la estructura neuronal y facilitar el aumento de la conducción de los axones.**

Lactancia y posparto ·····························

Esta etapa se caracteriza por la disminución de los niveles de estrógeno y progesterona, y el aumento de los niveles de prolactina y oxitocina.

- La **disminución de estrógeno y progesterona** tiene lugar inmediatamente después del parto. Se relaciona con la caída del pelo asociada al posparto, llamada «efluvio telógeno posparto». Se puede experimentar a los tres meses del parto, y es un proceso totalmente normal.
- La **prolactina** posibilita la lactancia, ya que gracias a esta hormona se llevan a cabo las adaptaciones necesarias en las glándulas mamarias. También tiene otra función: influye en el eje gonadal. Inhibe la liberación de la hormona liberadora de gonadotropinas y, por lo tanto, los ciclos menstruales; participa en la correcta ovulación y la posterior formación del cuerpo lúteo y en la síntesis de progesterona. También influye en la conducta, y actúa como respuesta frente al estrés y favorece la regulación materna y su conducta, ya que, junto a la oxitocina, favorece que su atención se centre en el bebé. Además, influye en el metabolismo, en el correcto transporte de electrolitos y muestra propiedades inmunomoduladoras.

- La **oxitocina**, como te he adelantado, favorece la producción de leche materna y la disminución de la presión arterial materna y del estrés. Fomenta la conexión entre la madre y el bebé, además de la distribución del calor corporal y las contracciones uterinas para que el útero recupere su tamaño después del embarazo.

Ambas etapas no normativas, además de impactar hormonalmente con todos los cambios que suponen y a los que el organismo no se ha expuesto en ningún momento previo, también afectan en otros ámbitos. **Esto supone un momento de crisis en la vida de cada mujer que atraviese estas etapas**, al igual que ocurre con la adolescencia o la menopausia. Estos períodos críticos vienen acompañados de diferentes cambios y también de un duelo. A lo largo de la vida, atravesamos distintos procesos de duelo: cuando cambiamos de etapa vital, ante la pérdida de un objetivo o deseo, ante la muerte de un ser querido, etc. Lo más importante que se debe tener en cuenta es que en estas etapas críticas pueden emerger conflictos no resueltos en etapas anteriores, por lo que es importante que, antes y durante cada una de estas etapas, pidamos ayuda para poder trabajar y gestionar dichas situaciones de la mejor forma posible. **Toda etapa implica incertidumbre y miedo, pero estos sentimientos pueden verse potenciados durante el**

embarazo, la lactancia y el posparto. Primero, incertidumbre durante la búsqueda por el *cuándo se dará y si se dará*. Luego, a lo largo del embarazo, con pensamientos del tipo: «¿Y si ocurre esto?», «A ver qué me dicen en la próxima eco», «¿Y si no sé cómo hacerlo durante el parto?». Más adelante, también en la lactancia: «¿Y si mi bebé no está tomando lo suficiente?», «¿Lo estaré haciendo bien», y finalmente, durante el posparto: «¿Y si mi cuerpo no se recupera?», «¿Y si estoy fallando como madre?».

Solo quiero que recuerdes una cosa: **lo estás haciendo muy bien y es totalmente normal y natural que puedan aparecer miedos.** Ya hemos visto cuál era la función del miedo: la protección. Con todos estos pensamientos, el cerebro intenta protegerte, aunque muy a menudo lo que consigue es lo contrario. **El problema no es que surjan estos pensamientos, sino que te quedes en ellos, te los creas y te identifiques con ellos.** No es la realidad. Desde el momento de la búsqueda, estás procurando protegerte de posibles situaciones que puedan hacerte daño.

En ello es crucial y prioritario que no intentes no sentir dicha incertidumbre o dicho miedo, no te niegues estas emociones. No, todo lo contrario. Necesitas experimentarlas y atravesarlas para poder dejar paso a otras. En segundo lugar, recuerda que no estás sola en esto. Muchas mujeres han sentido lo que ahora mismo estás sintiendo, otras muchas lo están sintiendo y viviendo al mismo tiempo que tú, y otras muchas lo sentirán y vivirán en un futuro. En tercer lugar, piensa en qué le dirías a una amiga que estuviera vivenciando y sintiendo lo mismo que tú. Seguro que tendrías palabras de compresión y amabilidad hacia ella, para que supiera que puede contar contigo si lo necesita y que lo está haciendo muy bien.

Ahora has visto como tratarías a una amiga o familiar, pero ¿te tratas tú de esa manera?, ¿eres comprensiva y amable contigo misma? Puede que contestes que no y que la respuesta en este caso sea diferente (y si respondes que sí, muy bien, lo estás haciendo genial). **Si no te tratas igual que como tratarías a otra persona, es momento de intentar cambiarlo y ser más autocompasiva contigo misma.**

Me dedico al trabajo en consulta desde hace años, he acompañado y acompaño a diario a muchas mujeres y parejas en estas etapas: tanto durante la búsqueda del embarazo y el propio el embarazo, como a lo largo de la lactancia y el posparto. En todos y cada uno de los casos veo como la incertidumbre y el miedo se disparan durante estas etapas. Y también veo que podemos llegar a ser nuestras mayores «enemigas». Somos muy exigentes con nosotras mismas y es necesario que eso cambie. Así que, si leyendo esto te sientes identificada de alguna manera, intenta revisar cómo te hablas a ti misma e intenta ser un poco más comprensiva y amable contigo misma. Verás como la vivencia diaria puede ser muy diferente con este pequeño cambio.

Quiero dejarte algunas frases para que puedas hacerlas tuyas y personalizarlas según lo que quieras decirte, y puedan ir reemplazando, poco a poco, las frases nada amables que puede que estén presentes ahora mismo en tu vida. Espero que puedan serte de mucha ayuda:

- «Es natural que el proceso de búsqueda me genere más carga, pero no estoy sola y voy a darme lo que necesito durante esta etapa».
- «Acepto y soy consciente de que el embarazo y todos los cambios que se están dando en mi organismo para crear vida pueden ir acompañados de cierta incertidumbre, miedo e incluso malestar, pero todas las mujeres que están pasando por esta etapa pueden estar viviéndolo de forma muy similar a mí, así que voy a escucharme, pedir y darme lo que necesito».
- «La lactancia y el posparto abruman. Se habla muy poco de todos los cambios que implican, pero no estoy sola, estoy acompañada, y acepto lo que siento; voy a ser paciente con todo ello y voy a pedir la ayuda que necesite».

Además de leer estas frases, repítetelas y hazlas tuyas. Incluso puedes personalizarlas todo lo que necesites. Es muy importante, como te he comentado en primer lugar, que no te cierres ni te centres en evitar la incertidumbre, el miedo, la incomodidad o el malestar. Además, puedes incluir algunas prácticas para activar el sistema de cuidado, que es el encargado de liberar oxitocina, la conocida como «hormona del amor» de la que hemos hablado previamente, y endorfinas, que van a ayudarte a sentirte más tranquila.

Una de las prácticas implica el tacto o uso de las caricias. Siéntate o túmbate en un lugar tranquilo y cómodo, y coloca una mano sobre el corazón y otra sobre el vientre; solo tienes que dejar las manos así y sentir el contacto contigo misma. También puedes abrazarte o acariciarte los brazos. La cuestión es que sientas el contacto contigo misma. Esto puede ayudarte a sentirte más tranquila y segura, así que es una práctica que puedes incluir fácilmente en tu día a día cuando lo necesites y con la que también vas a conseguir ser más amable contigo misma.

Además, **después del parto, es muy común experimentar los conocidos «baby blues» o tristeza posparto.** Esta situación hace referencia a cambios leves y de corta duración en el estado anímico materno que pueden tener lugar durante las dos primeras semanas después del parto. En torno al 70-80 % de las madres experimentan estos cambios. Entre los síntomas que podemos ver se encuentran:

- Tristeza sin razón aparente.
- Impaciencia.
- Irritabilidad.
- Ansiedad.
- Cansancio.
- Cambios de humor.
- Problemas de concentración.
- Insomnio.

Estos síntomas provienen de la multitud de cambios que tienen lugar (hormonales, de sinapsis neuronal, contextuales, relacionales…), además de la posible idealización de esta etapa o las creencias previas en torno a ella. **Es muy importante que expresemos nuestras necesidades y pidamos la ayuda que necesitemos.** Sobre todo, no te sientas culpable por sentirte así. Ya has visto que intervienen muchos factores, y ello no implica que no estés alegre por la llegada de tu bebé. Se habla muy poco de los cambios fisiológicos, emocionales, contextuales y relacionales que se dan durante esta etapa, y todo ello se relaciona con que puedas vivenciar estos *baby blues*. La sociedad occidental actual no nos pone fácil lo que conllevan la maternidad y la paternidad, así como los cambios que se suceden.

Falla la conciliación, pero también en muchas ocasiones falla el acompañamiento durante el embarazo, la lactancia y el posparto en el ámbito psicológico para poder hacer frente a todos los cambios que implican estas etapas. Sí, fallan muchos aspectos. Así que, de verdad, recuerda ser amable contigo misma, estés en la etapa que estés, pero especialmente si te encuentras en alguna de estas tres no normativas.

Si la duración de esta sintomatología supera las dos semanas o su intensidad es mayor, podríamos estar hablando de depresión posparto. Afecta a una de cada diez mujeres. En este caso, es imprescindible pedir ayuda profesional para poder superarla y para valorar los ámbitos desde los que es necesario trabajar.

¿Y qué ocurre cuando estamos tomando o usando anticonceptivos hormonales (ACOS)?

No es una etapa propiamente dicha, pero el uso de anticonceptivos también nos influye hormonal y emocionalmente. Como puede que muchas personas que tenéis este libro entre las manos os encontréis usándolas ahora mismo, veía imprescindible incluir información en este sentido. Sin embargo, para poder hablar sobre ellos, primero debemos diferenciar entre los distintos tipos, ya que pueden tener la acción de disminuir los andrógenos o actuar como andrógenos. Dentro de las progestinas, encontramos unas con acción androgénica y otras con acción antiandrogénica, mientras que la progesterona natural tiene función antiandrogénica.

Dentro de las progestinas androgénicas encontramos las siguientes:

- Levonorgestrel: presente en el DIU hormonal, los anticonceptivos hormonales combinados y la píldora de emergencia.
- Etonogestrel: presente en el implante anticonceptivo y en el anillo vaginal.
- Acetato de medroxiprogesterona: presente en la inyección anticonceptiva.
- Gestodeno y desogestrel: presente en los anticonceptivos hormonales combinados.
- Norelgestromina: presente en el parche.
- Noretindrona y acetato de noretindrona: presente en los anticonceptivos hormonales combinados y en el anticonceptivo o píldora de solo progestina.

> **Los anticonceptivos hormonales combinados tienen una composición que incluye estrógeno y progestina. Este tipo de anticonceptivos pueden encontrarse en diferentes formas: píldora, anillo vaginal o parche.**

Dentro de las progestinas antiandrogénicas, encontramos las siguientes hormonas:

- Drospirenona: presente en los anticonceptivos hormonales combinados.
- Acetato de clormadinona y acetato de ciproterona: presentes en los anticonceptivos hormonales combinados.

ANDROGÉNICAS	ANTIANDROGÉNICAS
Levonorgestrel	Drospirenona
Etonogestrel	Acetato de clormadinona
Acetato de medroxiprogesterona	Acetato de ciproterona
Gestodeno	
Desogestrel	
Norelgestromina	
Noretindrona	
Acetato de noretindrona	

Por otro lado, **tenemos los anticonceptivos que solo contienen progestina, sin estrógeno, como:**

- El dispositivo intrauterino hormonal (DIU).
- El implante de progestina.
- La inyección de progestina.
- Las minipíldoras.

Para ver cómo nos influyen hormonalmente, debemos tener en cuenta que la función principal de los anticonceptivos combinados es inhibir la ovulación, y para ello inhabilitan el funcionamiento del eje gonadal, el encargado de que se den los ciclos menstruales. Si usas este tipo de anticonceptivos, no vas a tener los ciclos menstruales, no vas a ovular y, por tanto, el sangrado resultante no es la menstruación, sino que recibe el nombre de «sangrado por deprivación».

También desaparece ese baile hormonal característico del ciclo menstrual y en el que hemos profundizado al principio del libro. **El organismo va a recibir de forma constante una pequeña presencia de estrógeno, para que el endometrio se engrose mínimamente, y progestina, para «hacer pensar» al organismo que ya se ha realizado la ovulación y así conseguir inhibir que se dé.** Cuando llegue la semana de placebo o de descanso, se producirá un ligero sangrado por deprivación gracias al engrosamiento que se ha generado con el consumo de la mínima cantidad de estrógeno y al retirar el consumo de la progestina.

> **Por supuesto, ten en cuenta que los anticonceptivos hormonales no regulan el ciclo menstrual. Lo inhiben para crear un sangrado por deprivación de diseño propio, gracias a la presencia hormonal que aportamos de forma externa a través de ellos.**

En el ámbito emocional, las evidencias que encontramos son variadas, ya que dependen mucho de lo que tengamos previamente en cada caso. En los casos en los que tengamos presente gran afectación a la calidad de vida diaria debido a la sintomatología asociada al ciclo (como dolor menstrual, sintomatología premenstrual muy intensa, menstruaciones muy abundantes, etc.), la introducción de este tipo de anticonceptivos puede mejorar de forma significativa la calidad de vida y que, fruto de ello, veamos una influencia positiva emocional.

En otras ocasiones, la pérdida de la presencia de ese baile hormonal característico debido al uso de este tipo de anticonceptivos puede influir negativamente en el ámbito emocional. Por ejemplo, encontramos evidencias de que el uso de este tipo de anticonceptivos reduce la presencia de estrógeno, y puede haber una disminución de la lubricación vaginal, menor libido, aparición de sintomatología asociada a la depresión, cambios en la composición corporal… También se reduce la presencia de progesterona, y en su lugar tenemos presente la progestina, pero recuerda que esta no cumple la función ni tiene las mismas propiedades que la progesterona. Además, con la toma de anticonceptivos hormonales, también encontramos evidencias del empeoramiento de la sintomatología emocional en mujeres que antes habían experimentado sintomatología depresiva.

Parece ser que las consecuencias dependen mucho de las características presentes en cada caso. De hecho, en ciclos en los que se dé dolor menstrual y menstruaciones abundantes, con patologías como la endometriosis o la sintomatología premenstrual muy intensa presente en el trastorno disfórico premenstrual (TDPM), los anticonceptivos son una opción de tratamiento médico para mejorar la sintomatología y la calidad de vida diaria.

Si tienes dudas de qué tipo de método anticonceptivo utilizar, acude a tu ginecólogo para que pueda explicarte con detalle las características de cada uno (métodos de barrera, hormonales, etc.). **Y si te plantean la opción de usar anticonceptivos hormonales como parte del abordaje de tu situación, debes tener en cuenta los siguientes puntos:**

- Características presentes en tu caso e historia clínica y familiar.
- Abordaje o trabajo realizado en otros ámbitos (como el estilo de vida, que implica alimentación, práctica física, descanso, sueño, gestión emocional y del estrés, exposición a disruptores endocrinos, suplementación…). Hay muchas alteraciones en las que el trabajo desde el estilo de vida debe ser el primer paso en el abordaje (como en caso de SOP, AHF,

endometriosis, adenomiosis, dismenorrea, SPM, TDPM…).

- Si quieres quedarte embarazada más adelante o no.

> **Recuerda que no se trata de que sean buenos o malos. Se trata de encontrar la opción que mejor te vaya a ayudar o mejor cuadre con tus necesidades y características.**

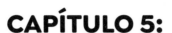
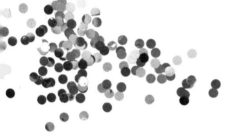

CAPÍTULO 5:
NOS ACERCAMOS AL FIN DE LA «ETAPA FÉRTIL». ¿QUÉ IMPLICA HORMONAL Y EMOCIONALMENTE?

Una vez nos vamos aproximando a la década de los cuarenta y cincuenta años, nos acercamos a las próximas etapas: la perimenopausia y la menopausia. Ojo, no son lo mismo.

La perimenopausia es la etapa previa a la llegada de la menopausia. Es un momento que se caracteriza por la **«revolución hormonal»** que se produce en esta transición hasta la menopausia, similar a la que vivimos en la adolescencia. Las hormonas en este momento son una auténtica montaña rusa, y podemos pasar de momentos de presencia elevada de estrógenos a presencia baja de ellos, ciclos en los que tenemos presente la progesterona y ciclos sin síntesis de progesterona, puesto que también aumentan aquí la frecuencia de los ciclos anovulatorios, en los que no se da la ovulación. Como consecuencia de ello, ya te podrás imaginar lo que viene: muchos cambios en la sintomatología.

> **Pero ten en cuenta que cada una somos única, y lo vamos a vivir de forma diferente. Puede que algunas vivencien más o menos síntomas que otras y que la intensidad también varíe.**

Entre esa sintomatología podemos encontrar:

- Ciclos irregulares: los ciclos se alargan o se acortan.
- Aumento de los ciclos anovulatorios, aunque eso no es sinónimo de que no haya ciclos ovulatorios y que, por lo tanto, no haya posibilidad de embarazo. Hasta que no se confirme la llegada de la menopausia (ahora te explico cómo se confirma), se recomienda utilizar métodos anticonceptivos para evitar un posible embarazo, ya que sigue habiendo posibilidad de ello.
- Sofocos.
- Alteraciones del sueño debido a los sofocos o presencia de sudores nocturnos.
- Menor libido debido a la disminución de los estrógenos, que también puede derivar en sequedad vaginal, incomodidad y picor. Incluso se puede experimentar

dolor en las relaciones sexuales como consecuencia de todo ello. Si es el caso, recuerda usar lubricante de base acuosa e hidratar la vulva y la vagina.

- Dolores de cabeza.
- Dolor mamario.
- Alteración emocional y cognitiva. Recuerda todas las importantísimas influencias del estrógeno y la progesterona. Podemos vivenciar cambios de humor, lapsus de memoria, dificultad para concentrarnos, procesamiento mental enlentecido, menor energía...
- Pérdida del tono del tejido que puede contribuir a que haya pérdidas de orina. Para evitar esta situación o mejorarla, es muy importante el ejercicio de trabajo de fuerza y que acudas a un fisioterapeuta especializado en el trabajo de suelo pélvico para que pueda valorarte.
- Cambios en los valores lipídicos y en los huesos como consecuencia de la disminución del valor de estrógeno.

Cuando hayan pasado doce meses desde esa última menstruación, podríamos confirmar que te encuentras en esta nueva etapa: **la menopausia.**

Además, es importante que se tengan más aspectos en cuenta: sintomatología previa, valoración hormonal a través de analítica... Esta etapa vital ha recibido muy mala fama a lo largo de muchísimos años, pero la realidad es que no tiene por qué ser así. Se trata de una fase de nuestra vida, al igual que lo han sido muchas otras antes. Es una etapa normativa, puesto que todas, según avancemos en edad, vamos a vivirla antes o después. Tiene unas características hormonales propias que debemos tener en cuenta para poder adaptar el trabajo sobre ella, como lo hemos hecho en momentos anteriores, y también para disminuir el riesgo elevado de desarrollar ciertas enfermedades como la dislipemia, el síndrome metabólico, la osteopenia, la osteoporosis, un mayor riesgo de lesiones y fracturas, etc.

La principal característica de esta etapa es que perdemos la presencia de ese baile hormonal que implicaban los ciclos menstruales. Ahora, la presencia de estrógeno es menor, y la de progesterona es muy baja, aunque la sintomatología más intensa se da durante la etapa previa a esta, la perimenopausia, debido a los cambios u oscilaciones hormonales bruscas.

En este momento, necesitamos tener en cuenta que es muy importante seguir las siguientes pautas:

- **Trabajar la masa muscular para beneficiar a los huesos,** puesto que la menor presencia de estrógeno aumenta el riesgo de osteopenia y osteoporosis; sin embargo, eso no es una condena de la que no podamos librarnos, como algunas veces nos venden. A mayor masa muscular, mayor protección para los huesos. Por eso os decía antes que trabajar en la mejora de la presencia de masa muscular es un seguro para la salud, para la etapa actual en la que te encuentres y para las demás que vengan, si es que no te encuentras en esta etapa aún.

- **Ingerir proteínas,** las cuales son cruciales para beneficiar el desarrollo y el mantenimiento de la masa muscular. Intenta asegurar la presencia de una fuente proteica en cada comida y, en el caso de que tu consumo sea deficitario y te sea difícil llegar al requerimiento diario, puedes completar el aporte a través de los suplementos de proteína. El requerimiento diario es de 1,2-1,4 gramos de proteína por cada kilo de masa. Sin embargo, este requerimiento puede verse aumentado dependiendo de las características presentes en cada caso.

- **Ingerir vitamina D, magnesio y vitamina K2.** Tener la cantidad correcta de estas sustancias es crucial para apoyar a los huesos y evitar la pérdida de densidad ósea.

- **Consumir calcio a través de la alimentación.** Lo encuentras en verduras de hoja verde (como kale, brócoli, espinacas...), semillas de sésamo, tahini, legumbres, bebidas vegetales a base de frutos secos, lácteos, espinas de pescados pequeños (como boquerones o anchoas)… Como ves, no solo obtenemos calcio a través de los lácteos, sino que tenemos muchas y diversas fuentes disponibles.

- **Potenciar la ingesta de grasas saludables.** Algunos alimentos con esta grasa son el aceite de oliva virgen extra (AOVE), el aguacate, los frutos secos naturales o tostados, las semillas o los pescados azules.
- **Cuidar las horas de sueño y vigilar las fuentes de estrés.**

La lista de recomendaciones podría ser más larga, pero estos son los elementos básicos que debes tener en cuenta. Sin embargo, lo más importante es que recuerdes que este momento vital es una etapa más de la vida, que va a conllevar momentos magníficos y otros que no lo serán tanto, como en cada una de las etapas anteriores.

La menopausia no es una enfermedad y no hay que tratarla como tal. Sí que debemos tener en cuenta qué sintomatología está presente en cada caso y cómo influye en la vida de cada mujer, y trabajar síntomas que afecten al día a día, al igual que lo hemos hecho en otras etapas.

Es una fase en la que vamos a pasar gran parte de la vida. Así que es muy importante que, si me lees y aún no te encuentras en ella, te cuides desde hoy. Da igual la etapa en la que estés, es importante que te informes sobre la menopausia para llegar a ella conociendo los cambios fisiológicos que va a sufrir tu organismo. Así sabrás qué aspectos debes tener en cuenta y qué modificaciones debes incluir en esta nueva etapa. Además, en ciertos casos, puede que sea de ayuda (al menos durante un tiempo y según las características concretas de cada caso) la terapia hormonal de la menopausia (THM). Para informarte al respecto, acude a tu ginecólogo y que te explique si es necesaria o es una opción en tu caso concreto.

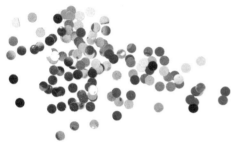

CAPÍTULO 6:
FIN DEL VIAJE

Este viaje llega a su fin.

Ha sido un placer acompañarte en todas estas etapas tan únicas y diferentes que encontramos a lo largo de la vida, aunque algunas no las transitaremos porque no son normativas. **Espero que toda la información que he compartido contigo te ayude a conocerte mucho mejor.** Conocer qué ocurre en los ciclos menstruales, cómo ello puede influirte en diferentes sentidos, las necesidades específicas que tendrás dependiendo del momento del ciclo… Pero sobre todo espero que entiendas que no somos lineales ni estáticas, y necesitamos que se siga investigando, en distintos ámbitos y vías, sobre las diferentes etapas de la salud femenina. Hemos sido las grandes olvidadas a lo largo de la historia y, aunque se ha cambiado el foco y hay muchos más estudios, necesitamos aún más.

Espero que la información que he compartido contigo te haya podido ayudar a detectar si en tu caso está presente alguna de las señales de alerta de las que te he hablado. Si es así, recuerda acudir a la consulta para profundizar en ello. Si la respuesta profesional se reduce a negar lo que vives y sientes ciclo tras ciclo, o día tras día, acude a otro profesional, pide segunda, tercera y cuarta opinión, si es necesario. **Tú mejor que nadie conoces lo que sientes y vives.**

También espero que ahora puedas compartir esta información que has hecho tuya con otras mujeres, sean madres, hermanas, hijas, sobrinas, amigas, compañeras de trabajo, compañeras de piso, compañeras de vida, etc. **La información es poder, y os quiero a todas informadas.** Me apetece muchísimo conocer si este libro te ha ayudado o te ha aportado información de valor, así que, si te apetece compartir conmigo tu opinión, estaré encantada de leerte. Puedes hacerme llegar tus comentarios a través de Instagram, en mi perfil **@thenutritionjournal**. A mí me hace muchísima ilusión leer a mis seguidoras y poder conocer de primera mano si mi trabajo sirve de ayuda, ya que así espero que sea.

Recuerda que en este libro me he centrado en la etapa que va desde que comienzan los ciclos menstruales hasta que cesan y pasamos a la menopausia. Etapas normativas por las que vamos a pasar todas, sí o sí. Es muy importante que desde ya nos informemos sobre etapas posteriores, porque muchos de los aspectos que debemos cuidar debemos hacerlo desde ya, aunque lo puedas ver muy lejano.

Te mando un abrazo gigantesco y espero que podamos volver a encontrarnos.

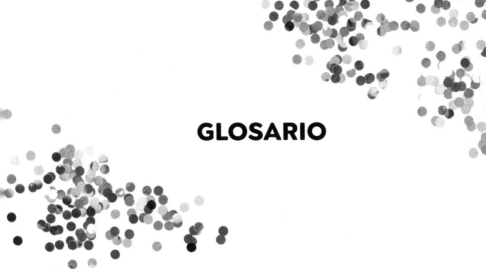

GLOSARIO

Acción androgénica: Dicho de la labor de las sustancias que actúan como andrógenos.

Acción antiandrogénica: Dicho de la labor de las sustancias que bloquean la acción de los andrógenos.

Adrenalina: Hormona y neurotransmisor que se libera en situaciones que implican estrés o peligro. Nos prepara para la respuesta de lucha o huida, lo que tiene repercusión fisiológica con un incremento de la frecuencia cardíaca, la presión arterial, la respiración… Cuando se encuentra más presente de lo que debiera, se relaciona con el desencadenamiento de trastornos de ansiedad.

Adrenocorticotropina (ACTH): Hormona secretada por la hipófisis que estimula la producción de glucocorticoides y andrógenos por parte de las glándulas suprarrenales, para hacer frente al estrés.

Alopregnanolona: Metabolito de la progesterona.

Ambiente inflamatorio: Se da cuando están presentes sustancias proinflamatorias.

Amenorrea: Situación en la que hay ausencia de regla por un período de tres meses (si los ciclos menstruales eran regulares anteriormente) o seis meses (si los ciclos menstruales eran irregulares).

Andrógenos: Hormonas secretadas por las glándulas suprarrenales y por los ovarios. Participan en la regulación del metabolismo de las hormonas esteroideas u otras hormonas sexuales (como el estrógeno), y cumplen diferentes funciones con relación al ciclo menstrual.

Bocio: Aumento del tamaño de la glándula tiroidea.

Catecolaminas: Hormonas secretadas por las glándulas suprarrenales que se encargan de actuar como neurotransmisores en el sistema nervioso central (SNC). Son clave para mantener el equilibrio y poder responder ante el estrés.

Circuito de alerta y regulación emocional: Red de conexiones neuronales localizadas en el cingulado y la amígdala.

Circuito mesocortical y mesolímbico dopaminérgico: Red de conexiones neuronales encargadas del procesamiento del placer. Está formado por las áreas orbitofrontal, núcleo accumbens, la amígdala y al área tegmental ventral, que es el área de origen de las células dopaminérgicas.

Colecistoquinina: Hormona sintetizada por el intestino que se encarga de estimular al páncreas y vaciar la vesícula biliar, con el fin de facilitar la digestión de las grasas y las proteínas.

Cuerpo lúteo: Estructura que se forma tras la ovulación, a partir de los restos del folículo dominante que ha expulsado el ovocito durante la ovulación. Este cuerpo es el encargado de secretar progesterona durante la fase lútea.

Diabetes de tipo 1: Enfermedad autoinmune en la que las células beta pancreáticas se destruyen, lo que impide que puedan sintetizar insulina.

Diabetes de tipo 2: Enfermedad producida por el agotamiento de las células beta pancreáticas. Conduce a una menor liberación de insulina, lo cual provoca niveles de glucosa elevados de forma mantenida.

Dopamina: Neurotransmisor excitatorio que se libera ante situaciones que nos hacen experimentar satisfacción, muy relacionado con la motivación, el sistema de recompensa y el placer. Por un lado, influye en el proceso de aprendizaje y la memoria, pero también juega un papel clave en los comportamientos adictivos (como el consumo de sustancias, el juego, etc.).

Eje *brain-gut* o intestino-cerebro: Se refiere a la comunicación bidireccional constante entre el tracto gastrointestinal y el cerebro.

Endometrio: Capa mucosa interna que recubre el útero. Su función es engrosarse a lo largo del ciclo menstrual, gracias a la presencia de estrógeno, para poder acoger al blastocisto en caso de darse la fecundación. Si no hay fecundación, el endometrio engrosado se desprenderá y con ello comenzará la menstruación.

Estrés oxidativo: Situación que se presenta cuando hay demasiados radicales libres y no hay suficientes antioxidantes en el organismo para contrarrestar sus efectos. Esto puede ocasionar daños en las células y los tejidos.

Estrógeno: Hormona principalmente producida por los ovarios a lo largo del ciclo menstrual, que participa en la regulación del propio ciclo y en todos los eventos que tienen lugar durante este, además de tener otras funciones (véase capítulo 3).

Estrona: Metabolito estrogénico sobre todo sintetizado por el tejido adiposo. Es el tipo de estrógeno más presente durante la menopausia.

Factor de necrosis tumoral (TNF-a): Citoquina del sistema inmunológico que desempeña un papel crucial en la regulación de la respuesta inflamatoria y la muerte celular.

Función tiroidea: Engloba el desempeño de diferentes estructuras (hipotálamo, hipófisis y glándula tiroidea). La glándula tiroidea se encarga de la secreción de las hormonas tiroxina (T4), triyodotironina (T3) y triyodotironina inversa (T3 reversa), bajo el control de la hormona hipofisaria TSH.

GABA: Neurotransmisor con función inhibitoria, lo cual implica propiedades relajantes y tranquilizantes.

Gastrina: Hormona sintetizada por el estómago después de las comidas que se encarga de facilitar la producción de ácido clorhídrico, el cual se va a encargar principalmente de facilitar el proceso de digestión de los alimentos.

Glucagón: Hormona sintetizada por el páncreas que se encarga de que el hígado pueda liberar la glucosa almacenada.

Glucocorticoides: Hormonas sintetizadas por las glándulas suprarrenales que se ocupan de facilitar la respuesta ante eventos o situaciones estresantes, aumentando el nivel de glucosa en sangre.

Gonadotropina coriónica humana (hCG): Hormona que se encarga de mantener la integridad del cuerpo lúteo durante las primeras semanas de embarazo para que pueda seguir con la síntesis de progesterona, hasta que la placenta pueda asumir dicha función.

Grelina: Hormona sintetizada por el estómago que se ocupa de regular el apetito e induce la sensación de hambre.

Hipófisis: Órgano que se localiza en el cerebro, cercano al hipotálamo, y es el segundo eslabón en la comunicación entre el hipotálamo y otras estructuras. Está regulada por las hormonas que sintetiza el hipotálamo. Esta estructura se encarga de sintetizar diferentes hormonas.

Hipotálamo: Estructura que se localiza en el cerebro y que se encarga de regular otras estructuras a través de la síntesis y el envío de diferentes hormonas a la hipófisis.

Hirsutismo: Se refiere al crecimiento excesivo de vello en mujeres en zonas típicamente masculinas, como la barbilla, el mentón, la espalda, alrededor de los pezones, etc., en las que no suelen tener, puesto que son andrógeno-dependientes.

Homeostasis: Estado de equilibrio entre todos los sistemas del organismo para asegurar la supervivencia y el correcto funcionamiento.

Hormona del crecimiento (GH): Hormona secretada por la hipófisis que se encarga de estimular el correcto crecimiento y desarrollo.

Hormona del crecimiento placentario: Hormona que se detecta en la circulación materna a partir de la semana 6 de gestación y favorece el paso de nutrientes a través de la placenta.

Hormona estimulante de la tiroides o tirotropina (TSH): Hormona secretada por la hipófisis que estimula la glándula tiroidea y regula la función tiroidea.

Hormona folículo estimulante (FSH): Es una de las gonadotropinas secretadas por la hipófisis que, junto a la LH, se encarga de estimular el correcto desarrollo folicular, que pueda darse la ovulación y de regular el ciclo menstrual.

Hormona liberadora de gonadotropina (GnRH): Hormona sintetizada por el hipotálamo que estimula la hipófisis para que sintetice las gonadotropinas y, por tanto, regula el ciclo menstrual.

Hormona luteinizante (LH): Es otra de las gonadotropinas secretadas por la hipófisis que, junto a la FSH, se encarga de estimular el correcto desarrollo folicular, que pueda darse la ovulación y de regular el ciclo menstrual.

Hormona paratiroidea (PTH): Hormona secretada por las glándulas paratiroideas, que están localizadas en la parte anterior de la glándula tiroidea, que participa en la regulación del calcio y el fósforo, para que haya un equilibrio entre ambos.

Insulina: Hormona sintetizada por el páncreas que se ocupa de la captación de la glucosa en sangre y promueve la conversión de esta en glucógeno para que se pueda almacenar.

Interleucina 6 (IL-6): Tipo de citoquina con importante rol inmunitario y en los procesos inflamatorios.

Lactógeno placentario humano (hPL): Hormona que ayuda a proporcionar los nutrientes necesarios para el correcto desarrollo fetal.

Leptina: Hormona secretada por el tejido adiposo que se encarga de informar al hipotálamo sobre los depósitos grasos y regula la sensación de saciedad.

Metabolitos: Producto que el cuerpo elabora o usa cuando descompone sustancias químicas.

Mineralocorticoides: Hormonas secretadas por las glándulas suprarrenales que se dedican a regular el metabolismo hidroelectrolítico, es decir, regulan la presencia de diferentes electrolitos: sodio, potasio, magnesio, calcio, cloruro, etc.

Musculatura lisa: Es uno de los tres tipos de tejido muscular presentes en el organismo, junto con el tejido muscular estriado esquelético y el tejido muscular cardíaco. Se ubica en las paredes de numerosos órganos y estructuras, incluyendo el tracto gastrointestinal, los vasos sanguíneos, la vejiga urinaria, los bronquios y el útero.

Niebla mental: Disfunción cognitiva caracterizada por dificultad para concentrarse, confusión, mala memoria y fatiga mental.

Nivel adrenal: Engloba la función de diferentes estructuras (hipotálamo, hipófisis y las glándulas suprarrenales). Las glándulas suprarrenales se encargan de la síntesis de mineralocorticoides, glucocorticoides y andrógenos.

Noradrenalina: Hormona y neurotransmisor que participa en la respuesta al estrés y en la regulación del estado de alerta. Facilita la respuesta ante una situación en la que necesitamos estar concentrados y alerta. También participa en la regulación del estado de ánimo, la atención y la memoria.

Oftalmopatía: Cualquier enfermedad o trastorno que afecte a los ojos.

Oligomenorrea: Situación caracterizada por ciclos menstruales superiores a 35 días.

Pregnanolona: Molécula derivada del colesterol y precursora de las hormonas esteroideas: estrógenos, progesterona y andrógenos.

Progesterona: Hormona principalmente producida por el cuerpo lúteo, estructura que se crea después de que tenga lugar la ovulación. (Véase capítulo 3).

Prolactina (PRL): Hormona hipofisaria que se encarga de estimular el desarrollo mamario y la producción de leche materna durante el embarazo y la lactancia.

Relaxina: Hormona que primero sintetiza el cuerpo lúteo y, luego, la placenta. Se ocupa de incrementar la flexibilidad de las articulaciones pélvicas y, durante el parto, ayuda a la dilatación del cuello uterino. Aumenta de manera progresiva a lo largo del embarazo y alcanza su pico máximo en torno a la semana 14 y en el momento del parto.

Secretina: Hormona producida por el intestino que se encarga de estimular la producción de jugo pancreático, lo que va a favorecer el proceso de digestión de los alimentos.

Serotonina: Neurotransmisor que tiene un papel clave en la regulación del estado de ánimo, el funcionamiento cognitivo, la memoria, la regulación del dolor, el sueño y el apetito. Cuando su presencia está desequilibrada, puede dar lugar a sintomatología depresiva y ansiosa.

Sistema dopaminérgico: Engloba las estructuras encargadas de regular la excitación en el sistema nervioso a través de la síntesis de dopamina.

Sistema gabaérgico: Engloba las estructuras encargadas de regular la inhibición en el sistema nervioso a través de la síntesis de GABA.

Sistema nervioso simpático: Parte del sistema nervioso autónomo (SNA). Es crucial en la preparación del cuerpo para situaciones que requieren respuesta rápida o acción física, como ante momentos de estrés.

Sistema serotoninérgico: Engloba las estructuras encargadas de regular la inhibición o excitación en el sistema nervioso a través de la síntesis de serotonina.

Timosina: Hormona secretada por el timo, que se encarga de estimular el crecimiento de células inmunológicas.

Tiroxina (T4): Hormona inactiva o prohormona sintetizada por la glándula tiroidea, que el cuerpo utiliza para poder sintetizar T3.

Triyodotironina (T3): Hormona activa sintetizada por la glándula tiroidea y la que ejerce las principales funciones.

Triyodotironina inversa (T3 reversa): Hormona inactiva o metabolito antitiroideo que participa en la regulación de la función tiroidea.

Si quieres ampliar toda esta información, visita mi web https://thenutritionjournalsite.com/ y encontrarás un apartado con bibliografía a consultar.